Nova Craniopuntura de Yamamoto

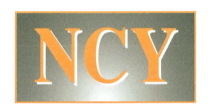

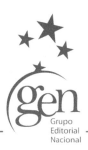

O GEN | Grupo Editorial Nacional – maior plataforma editorial brasileira no segmento científico, técnico e profissional – publica conteúdos nas áreas de ciências da saúde, exatas, humanas, jurídicas e sociais aplicadas, além de prover serviços direcionados à educação continuada e à preparação para concursos.

As editoras que integram o GEN, das mais respeitadas no mercado editorial, construíram catálogos inigualáveis, com obras decisivas para a formação acadêmica e o aperfeiçoamento de várias gerações de profissionais e estudantes, tendo se tornado sinônimo de qualidade e seriedade.

A missão do GEN e dos núcleos de conteúdo que o compõem é prover a melhor informação científica e distribuí-la de maneira flexível e conveniente, a preços justos, gerando benefícios e servindo a autores, docentes, livreiros, funcionários, colaboradores e acionistas.

Nosso comportamento ético incondicional e nossa responsabilidade social e ambiental são reforçados pela natureza educacional de nossa atividade e dão sustentabilidade ao crescimento contínuo e à rentabilidade do grupo.

Nova Craniopuntura de Yamamoto

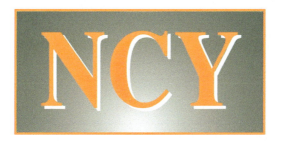

Toshikatsu Yamamoto, M.D., Ph.D.
Helen Yamamoto, S.R.N.
Michiko Margaret Yamamoto, M.D.

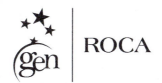

- Os autores deste livro e a editora empenharam seus melhores esforços para assegurar que as informações e os procedimentos apresentados no texto estejam em acordo com os padrões aceitos à época da publicação. Entretanto, tendo em conta a evolução das ciências, as atualizações legislativas, as mudanças regulamentares governamentais e o constante fluxo de novas informações sobre os temas que constam do livro, recomendamos enfaticamente que os leitores consultem sempre outras fontes fidedignas, de modo a se certificarem de que as informações contidas no texto estão corretas e de que não houve alterações nas recomendações ou na legislação regulamentadora.

- Os autores e a editora se empenharam para citar adequadamente e dar o devido crédito a todos os detentores de direitos autorais de qualquer material utilizado neste livro, dispondo-se a possíveis acertos posteriores caso, inadvertida e involuntariamente, a identificação de algum deles tenha sido omitida.

- **Atendimento ao cliente: (11) 5080-0751 | faleconosco@grupogen.com.br**

- Traduzido do Original: Yamamoto Neue Schädelakupunktur – YNSA.
  Copyright © 2005 by Verlag für Ganzheitliche Medizin Dr. Erich Wühr GmbH. Todos os direitos reservados.
  ISBN: 3-927344-66-4

- Direitos exclusivos para a língua portuguesa
  Copyright © 2007 pela
  EDITORA ROCA LTDA.
  Uma editora integrante do GEN | Grupo Editorial Nacional
  Travessa do Ouvidor, 11
  Rio de Janeiro – RJ – CEP 20040-040
  www.grupogen.com.br

  Reservados todos os direitos. São proibidas a duplicação ou a reprodução deste volume, no todo ou em parte, em quaisquer formas ou por quaisquer meios (eletrônico, mecânico, gravação, fotocópia, distribuição pela Internet ou outros), sem permissão, por escrito, da EDITORA ROCA LTDA.

  Revisão Científica
  Jorge Cavalcanti Boucinhas
  Professor de Acupuntura na Universidade Federal do Rio Grande do Norte.
  Membro da Diretoria da Associação Médica Brasileira de Acupuntura (AMBA).
  Delegado do ICMART no Brasil.

  Tradução
  Rinaldo Koester Santori
  Médico pela Pontifícia Universidade Católica de Campinas (PUCCAMP).
  Especialização em Neurocirurgia e Acupuntura na Alemanha no período de 1998-2000.
  Membro da Sociedade Brasileira de Neurocirurgia (SBN), Sociedade de Neurocirurgia do Estado de São Paulo (SONESP), Associação Médica Brasileira de Acupuntura (AMBA).

- Ficha catalográfica

Y18n
Yamamoto, Toshikatsu
   Nova craniopuntura de Yamamoto, NCY / Toshikatsu Yamamoto, Helen Yamamoto, Michiko Margaret Yamamoto ; [tradução Rinaldo Koester Santori; revisão científica Jorge Cavalcanti Boucinhas]. - [Reimpr.]. - Rio de Janeiro : Roca, 2023.

   Tradução de: Yamamoto Neue Schädelakupunktur : YNSA
   Inclui bibliografia
   ISBN: 978-85-7241-721-1

   1. Acupuntura. 2. Acupuntura - Métodos. 3. Medicina chinesa. I. Yamamoto, Helen. II. Yamamoto, Michiko Margaret. III. Título. IV. Título: NCY.

07-3060.   CDD 615.892
                                    CDU 615.814.1

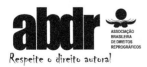

Agradecimentos

Gostaríamos de agradecer a muitos, muitíssimos amigos e conhecidos, que com seu interesse e perseverança nos ajudaram durante os 30 anos de existência da Nova Craniopuntura de Yamamoto (YNSA – *Yamamoto Neue Schädelakupunktur*), a pesquisá-la, estudá-la e praticá-la.

Obrigado aos muitos pacientes, que resistiram com pertinácia à ação de nossas agulhas e puderam, com isso, nos contar onde e como as sentiam.

Devo agradecimento especial ao Prof. Dr. Günter Schumpe, Bonner Universität, pela oportunidade de comprovar os efeitos da YNSA; ao Prof. Dr. Thomas Schockert, que pôs em movimento todas as coisas; ao Priv. Doz. Dr. Med. habil. Babak Boroojerdi, Aachener Universität, pela cooperação junto ao estudo de acidente vascular cerebral (AVC) de Bonn. Nesse ponto, gostaria de agradecer pela segunda vez ao Dr. Thomas Schockert, por sua valorosa e ampla cooperação na elaboração deste livro, e pela ideia e redação de nosso primeiro filme didático sobre YNSA.

A Dra. Maric-Oehler, Drs. Hans e Cedi Ogal, Dr. Rudolf Helling, Dr. Jochen Gleditsch, Dra. Susanna Schreiber, Dr. Friedrich Molsberger, os quais sempre organizam cursos sobre YNSA, o meu muito obrigado, de todo coração.

Obrigado também à Profa. Dra. Ursula Richter pela minha biografia.

Ao Dr. Richard Feely, de Chicago, e à Profa. Dra. Margaret Naeser, de Boston, os quais difundiram a YNSA entre Pacífico e Atlântico, agradeço imensamente.

E, uma vez que o rol de agradecimentos poderia ainda se estender muito mais que isso, prefiro encerrar esta nota recorrendo a um último agradecimento: ao Sr. Kojima, verdadeiro computador humano, que sempre nos tirou de tantos atoleiros, apuros e deslizes (permitindo-nos seguir em frente na elaboração deste livro...).

TOSHIKATSU YAMAMOTO, M.D., PH.D.
HELEN YAMAMOTO, S.R.N.
MICHIKO MARGARET YAMAMOTO, M.D.

Agradecimento Especial

1973-2003: Trinta Anos da Nova Craniopuntura de Yamamoto

Há cerca de 30 anos, por ocasião do 25º Congresso de Ryodoraku – terapia de regulação do sistema nervoso vegetativo, realizado no Japão, Toshikatsu Yamamoto apresentou seus conhecimentos sobre sua nova craniopuntura japonesa. Tentativas de tratamento de pacientes com hemiplegia, inicialmente por método de craniopuntura chinesa, não lograram muito êxito.

Por volta de 1973, o novo sistema de tratamento de Yamamoto, caracterizado pela craniopuntura, já consistia em cinco pontos básicos. Até os dias de hoje, Toshikatsu Yamamoto, apoiado e acompanhado de sua ativa e extraordinariamente criativa esposa Helen, desenvolve novos e mais abrangentes sistemas terapêuticos. Assim, a Nova Craniopuntura de Yamamoto (YNSA – *Yamamoto Neue Schädelakupunktur*) contém, ao lado dos pontos básicos e sensoriais, os denominados pontos Y, pontos cerebrais, e outras áreas de tratamento em regiões como monte pubiano, tórax, nuca e costas. Nervos cranianos e pontos *masterkey* ("chave-mestra") enriquecem igualmente a YNSA. Por conta da enorme efetividade e segurança desse procedimento, ele pôde se impor pelo mundo afora. Helen e Toshikatsu Yamamoto dividem incansavelmente seus conhecimentos sobre YNSA com todas as pessoas em seminários espalhados ao redor do globo. Sobretudo no tratamento de acidente vascular cerebral (AVC), a YNSA se mostra claramente superior à Medicina Tradicional Chinesa (MTC). Muitos estudos procuram compreender os efeitos desse genial meio de tratamento. A YNSA é utilizada em todos os lugares e com grande sucesso no tratamento de dores de todo tipo e de sequelas resultantes de diferentes causas. A YNSA é um excepcional e valiosíssimo presente dado à medicina e à humanidade.

Pelo trabalho de uma vida, agradecemos profundamente a vocês dois, Helen e Toshikatsu Yamamoto. Parabéns pelos 30 anos de existência da YNSA! Que vocês dois possam usufruir sempre de boa sorte, felicidade, saúde e muitas bênçãos.

Mais profundamente agradecidos estão os incontáveis pacientes que hoje podem usufruir os benefícios do método YNSA de tratamento.

THOMAS SCHOCKERT

Prefácio

Este livro está sendo publicado por ocasião de um jubileu: os 30 anos de nascimento da Nova Craniopuntura de Yamamoto (YNSA – Yamamoto Neue Schädelakupunktur). Um intervalo de tempo que pode até parecer relativamente pequeno se comparado à longa e vasta história, já bem conhecida de todos, da Medicina Tradicional Chinesa (MTC). Não obstante, a YNSA já alcançou nesse ínterim um lugar fixo em termos de importância e reconhecimento por milhares de vezes ratificado não apenas no Japão e nos países de língua alemã, mas também na Itália, Hungria e Estados Unidos; no mundo em geral, enfim*.

Yamamoto trabalhou incansavelmente nesses últimos 30 anos para o aprimoramento e a otimização de seu método, determinando de maneira ainda mais exata a topografia dos pontos, ampliando sistemas específicos, sistematizando os pontos, checando sempre mais e mais cada uma de suas indicações. Seus conhecimentos mais recentes encontram-se agora compilados neste livro, acompanhados de primoroso material ilustrativo para torná-los ainda mais compreensíveis. Os muitos alunos de Yamamoto poderão encontrar neste livro as respostas para suas perguntas, e os que estão apenas iniciando nesse método terão em mãos, com certeza, o mais precioso fio condutor a permitir-lhes aprender e entender a YNSA.

Yamamoto pode ser considerado um dos mais importantes pioneiros na área de acupuntura de microssistemas. Tal forma de acupuntura, que se tornou conhecida somente nos últimos 50 anos, permite a delimitação de um quadro funcional do organismo dentro de uma área específica, na qual podem ser reunidos diversos pontos de efeito terapêutico. O francês Paul Nogier, ao desvendar a cartografia do pavilhão auricular, foi o primeiro a introduzir esse novo elemento à acupuntura,

---

* **N. do T.:** Em outras palavras, a YNSA consagrou-se, em seu pouco tempo de vida, como método terapêutico de grande eficácia.

isto é, a acupuntura de microssistemas. Por meio de pesquisas, sabe-se hoje que cerca de 50% da acupuntura praticada constitui-se de acupuntura de microssistemas.

A razão para tal ocorrência não deve ser outra senão o fato de a terapia dos microssistemas ser mais efetiva, mais bem tolerada pelo paciente e mais rápida em seu efeito que a acupuntura tradicional sistêmica.

Sobretudo as indicações para tratamento por acupuntura cresceram com a introdução da terapia dos microssistemas. Foi dessa forma que Yamamoto pôde, há quase 30 anos, influenciar de maneira positiva o tratamento de sequelas/paresias resultantes de diferentes causas com seus pontos cranianos. Poucos acupunturistas no mundo puderam coletar tantas experiências em pacientes como ele. Em seu hospital com 150 leitos, Yamamoto consegue tratar seus pacientes de forma padronizada com seu método, o mesmo sendo verdadeiro para seu ambulatório e sua clínica de reabilitação (que ampliam ainda mais esse campo de atendimento). Nas sequelas/paresias e em muitas outras afecções crônicas e neurológicas, essa modalidade de tratamento consegue resultados dificilmente igualados por outro tipo de terapia.

No princípio, Yamamoto descobriu os pontos básicos capazes de produzir um efeito especial no âmbito do sistema locomotor, bem como os pontos ditos sensoriais. Pouco mais tarde, veio a descoberta de uma conexão existente entre determinadas áreas de tensão da parede abdominal – as zonas do diagnóstico abdominal japonês – e pontos específicos situados na região temporal da cabeça, aos quais ele deu o nome de área Y. Logo em seguida, Yamamoto reconheceu também a presença análoga de um microssistema Y projetando-se "em espelho" na posição retroauricular do crânio. Por meio do tratamento desses sistemas Y, ele conseguiu obter, como efeito imediato, a redução na intensidade da dor à pressão dos pontos abdominais específicos. Assim, tomando por base a já conhecida disposição dos meridianos ao nível da parede do abdome, foi-lhe possível determinar por correspondência, de forma precisa, os pontos Y temporais e retroauriculares.

Finalmente, Yamamoto pôde decifrar a existência de um terceiro sistema somatotópico – situado bilateralmente, no triângulo cervical – cujos pontos eram capazes, como dito anteriormente, de se relacionar a cada um dos 12 meridianos*. A verificação do conhecido "fenômeno de extinção" entre esses pontos, as zonas da parede abdominal e os microssistemas Y, permitiu arrematar a relação última que havia entre todos eles.

Os pontos cerebrais, os quais, como um "minicérebro", se dispõem em ordem anatômica na região craniana frontal, foram descobertos somente mais tarde. Por meio desses pontos, pode-se proceder hoje ao tratamento de inúmeros problemas.

O fenômeno de extinção é critério essencial na definição de um microssistema e da expressão da rede de relacionamento que se forma entre eles. Somente o resultado constante (isto é, somente o resultado sempre igual e passível de reprodução) obtido pela ação de um determinado ponto de um microssistema sobre outros pontos análogos

---

* **N. do T.:** Pontos que, portanto, poderiam muito bem ser chamados de "pontos-meridiano".

de outros microssistemas nos autoriza supor a existência de um padrão de relacionamento entre eles. O fenômeno de extinção nos dá a possibilidade de pesquisar esses padrões de relacionamento. Foi justamente o que Yamamoto fez, observando e documentando pacientemente, por centenas de vezes, essas possíveis conexões em seus próprios pacientes. Experimento – diga-se de passagem – isento de quaisquer questionamentos éticos, não obstante realizado diretamente em seres humanos (afinal, não só as observações foram feitas como consequência de um tratamento instituído, como também esse tratamento não apresentava quaisquer riscos de complicações ou reações adversas). Além disso, o experimento teve ainda a vantagem de dispensar o emprego de animais para sua comprovação.

Yamamoto não é apenas um homem prático, versado e cheio de ideias. Por meio das mais modernas técnicas (por exemplo, tomografia computadorizada), ele conseguiu verificar e documentar seus diagnósticos e resultados de tratamento. Foi sempre com entusiasmo renovado e ímpeto de pesquisa que Yamamoto se lançou nessa tarefa, de modo a fazer da YNSA um método propedêutico e terapêutico de contornos definidos, o qual é utilizado e reconhecido mundialmente.

Yamamoto proferiu muitos seminários na Europa, especialmente na Alemanha, na Sociedade Alemã de Acupuntura (Deutsche Ärztegesellschaft für Akupunktur – DÄGFA). Seus conhecimentos do idioma alemão foram sempre admirados, bem como sua erudição médica adquirida em seus anos como especialista em anestesia, ginecologia e cirurgia. Yamamoto teve sua formação médica e sua atividade hospitalar desenvolvida no Japão, Estados Unidos e Alemanha.

A edição atual não se constitui, de forma alguma, numa simples reedição do livro de YNSA em língua alemã de 1991, a qual Yamamoto publicou junto com a Dra. Maric-Oehler. Agora, nos chega às mãos o resultado prático e de pesquisa de uma vida inteira. Com sua "Nova Acupuntura de Yamamoto" (com seus variados sistemas de pontos e multifacetadas possibilidades de emprego), Yamamoto enriqueceu muito a acupuntura.

Em nome de todos os seus alunos, gostaria de parabenizar Toshi Yamamoto pelo jubileu de sua YNSA e agradecer pela obra de sua vida, que ele fez o favor de registrar para nós em forma de texto.

JOCHEN GLEDITSCH

Prefácio da Edição Brasileira

A acupuntura contemporânea tem entre os seus ícones a notável figura do médico japonês Dr. Toshikatsu Yamamoto, criador de uma nova abordagem de microssistemas (YNSA). Seu método inovador permitiu ampliar as expectativas terapêuticas dos microssistemas até então conhecidos, possibilitando a integração da Medicina Tradicional Chinesa com os conhecimentos de vanguarda na medicina, particularmente no campo das neurociências. A técnica YNSA propicia condutas de elevada resolutividade em acometimentos musculoesqueléticos, distúrbios do sistema nervoso periférico e central, em especial no tratamento de sequelas decorrentes de acidente vascular cerebral.

Essa abordagem de craniopuntura, difundida no Brasil com o apoio da Associação Médica Brasileira de Acupuntura – AMBA, possibilitou uma melhor qualificação dos médicos que a utilizam, aumentando o rol de procedimentos de real eficácia. A sua utilização, inclusive na atenção primária e secundária de alguns serviços de saúde em Municípios do Estado de São Paulo, tem aliviado ou eliminado o sofrimento de um expressivo número de pacientes. Este livro certamente ampliará os conhecimentos dos especialistas, embora seja também acessível aos médicos ainda não capacitados em acupuntura.

Sinto-me profundamente honrado em escrever o prefácio da edição em língua portuguesa deste livro, confiante no alcance de seu objetivo de disponibilizar aos médicos esse importante recurso terapêutico, ajudando-os em sua nobre missão de aliviar o sofrimento de muitos de nossos semelhantes. O Dr. Toshikatsu Yamamoto neste livro transmite de maneira simples e objetiva o resultado de vários anos de pesquisa, simples como seu modo de ser e com conteúdo de sabedoria de sua nobreza de existir.

DR. RUY YUKIMATSU TANIGAWA
Presidente da Associação Médica Brasileira de Acupuntura (AMBA).
Coordenador da Residência Médica em Acupuntura do Hospital
do Servidor Público Estadual de São Paulo.

História da Nova Craniopuntura de Yamamoto

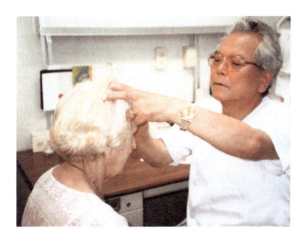

Mais uma vez o tempo passou rápido e a Nova Craniopuntura de Yamamoto (YNSA – *Yamamoto Neue Schädelakupunktur*) já nem é mais tão nova assim. Ela viajou pelo mundo afora; hoje se constitui num método amplamente difundido, que a muitos pacientes ajuda e a muitos praticantes surpreende. Por causa disso, decidimos sentar de novo na cadeira e escrever para nossos amigos e todos aqueles que nos representam. Não para refrescar o antigo, aquilo que já foi dito, mas sim para lhes trazer algo de novo, no papel.

Como a Nova Craniopuntura de Yamamoto (YNSA – *Yamamoto Neue Schädelakupunktur*) se iniciou, acredito que muitos de vocês já tiveram a oportunidade de ler ou ouvir nos muitos seminários que tenho feito nos mais diversos lugares do planeta. Mesmo assim, há sempre algo mais para experimentar e passar adiante.

Depois de aproximadamente 10 anos no exterior, voltei à minha terra natal, Japão, acompanhado de minha esposa alemã e duas filhas pequenas. Então, iniciou-se um tempo muito difícil para nós: para minha família porque os trouxe a uma pequena cidade, pouco acostumada a ver estrangeiros aí morando; para mim, justamente porque os trouxe. Mas, como todas as coisas da vida, também as dificuldades estão aí para serem superadas. Eram, de fato, muitas. Assim, não demoramos a nos pôr ao trabalho.

Uma de minhas especializações na medicina foi anestesia, o que veio bem a calhar em minha cidade Nichinan, pois por aqui existem muitas pessoas de idade, as quais, depois de tantos anos de trabalho nos campos alagados de arroz, vivem tortas e com as articulações doloridas. Começamos a praticar numa pequena casa de madeira, equipada apenas com o essencial e construída contígua à residência de minha irmã. Além de realizar tratamentos nos âmbitos de medicina interna, cirurgia, ginecologia e obstetrícia, também tentava resolver problemas de dor por meio de bloqueios nervosos.

Como eu conseguia fazer algo contra muitas dores, a notícia sobre meu trabalho logo se espalhou pelas redondezas. Um dia veio uma paciente, cuja dor havia tratado, porém, por engano, havia esquecido de colocar um pouco de xilocaína na seringa, junto à água destilada. A administração da injeção causou à pobre e velha camponesa muita dor, além de outras dores que se espalharam pelo corpo e que eu não conseguia entender nem resolver pelos meus conhecimentos médicos ocidentais.

Mas, no dia seguinte, a paciente voltou pedindo novo tratamento. Afinal, não somente as dores causadas pela injeção tinham desaparecido, mas também as outras, as dores articulares que há tanto tempo a afligiam. Para se assegurar de que tais dores não voltariam, pediu-me a repetição da injeção dolorosa. E eu a dei, mas não sem antes perguntar, com minúcias, onde, como e o que ela sentira mais precisamente, pois me lembrara de já ter ouvido falar alguma coisa a respeito da acupuntura.

Ainda, na mesma tarde daquele dia, fui conversar com um massagista bem antigo que vivia por lá. Ele era, de fato, bastante velho e tinha, por sua vez, aprendido aquele ofício com seu pai. Minha mãe inclusive parecera ter se lembrado remotamente de que se submetera a um tratamento por agulhas naquele mesmo lugar. Conversei com ele e tomei emprestado um velho livro (quase ilegível) de acupuntura. Com um sentimento misto, passei a usar, além das seringas sem xilocaína, também as agulhas de acupuntura, conforme tinha me sugerido o velho massagista. Meus pacientes eram obrigados a me referir tudo o que sentiam. Dessa forma, aprendi bastante.

Nesse ínterim, o número de nossos pacientes já crescera consideravelmente, e nossas pobres instalações, bem como o espaço físico de que dispúnhamos, já não comportavam tudo. Tínhamos de construir um hospital adequado. O banco e meu irmão, o qual me serviu de fiador, foram, nesse sentido, bastante piedosos. Agora, havíamos construído um hospital com 20 leitos, uma sala cirúrgica de verdade, uma sala de parto e havíamos feito muitas dívidas. Mas, o próximo passo já podia ser dado.

Em primeiro lugar, introduzimos a analgesia por acupuntura na unidade obstétrica e, depois, também nas operações. Tínhamos mais de 2.000 operações, na maior parte das vezes apendicectomias e muitos partos, mas também cesáreas, histerectomias, obstruções intestinais e amputações. Era tudo muito bom e adequado, mas as agulhas tinham de ser inseridas no paciente cerca de 30 a 40min antes do procedimento operatório, o que nos fazia gastar muito tempo. Então, o número de pacientes ambulatoriais foi se tornando cada vez maior, e isso acabou ficando demais para nós. Após muita reflexão, decidimos encerrar as atividades obstétricas e, depois, suspender também as cirúrgicas.

Nesse ínterim, chegaram às minhas mãos alguns artigos provindos da China, os quais falavam sobre tratamento de sequelas motoras empregando acupuntura craniana; metodologia que, é claro, tratei de experimentar assim que possível em casos selecionados. Novamente tive muita sorte, pois um de meus pacientes hemiplégicos era extremamente sensível. No momento em que realizava a palpação dos pontos chineses, ele sentiu algo se conectando ao seu braço deficitário. Essa sensação, por sua vez, não fora causada pela pressão dos dedos que procuravam os tais pontos, mas sim por outro, o qual estava simplesmente quieto, apoiado sobre sua fronte. Esse paciente foi de grande ajuda com suas informações e percebeu em pouco tempo uma melhora considerável da mobilidade do lado do corpo comprometido.

Foi assim que descobri o denominado ponto básico C da YNSA (na época, essa classificação ainda não existia), realmente o primeiro dos pontos da YNSA. Da MTC conhecia o ponto VG-24 (*Shenting*), na região central da fronte, e foi com ele que relacionei originalmente o ponto C do braço. Mas, o que realmente se encontrava no meio de tudo aquilo? E o que vinha depois?

A minha curiosidade havia sido despertada. Avancei sistematicamente em busca de um ponto após o outro. O sistema, por sua vez, parecia óbvio, fácil de compreender. "Essa é a cabeça", pensava, "seguida do pescoço e do ombro". Cada novo ponto ganhou uma letra do alfabeto e, como resultado disso, nasceu um resumo da YNSA. Literalmente, eu palpei, passo a passo, meu caminho em direção à YNSA. Com o tempo, também palpei meu caminho em direção a outros grupamentos de pontos, outras somatotopias, às modificações e ao desenvolvimento dos diagnósticos abdominal e cervical.

A YNSA é prática. Os pacientes não precisam se despir; algo útil particularmente no inverno no Japão, quando, às vezes, camadas e mais camadas de quimonos são superpostas umas às outras, criando uma espécie de casca de cebola sobre a pessoa. Ideal foi também para nós, pois o número de pacientes só tem crescido. Quando o médico adquire alguma experiência com a YNSA ele pode, independente de sua especialidade, aprender a determinar o valor dela para o tratamento em questão. Particularmente, quando associada às técnicas também descritas nesse livro (a técnica modificada de diagnóstico abdominal e a nova técnica de diagnóstico cervical), a YNSA se torna rápida, segura e econômica em tempo.

Infelizmente, o ministério da saúde japonês não reconhece a acupuntura como método de tratamento médico, o que impede sua cobertura pelos convênios de saúde. Isso é extremamente lastimável, uma vez que não seria apenas de grande valia para médicos e pacientes, mas também para os seguros de saúde, assolados por gastos cada vez mais crescentes. O simples parece que não conta, muito embora os bons resultados da acupuntura devessem, lentamente, ser reconhecidos como reais e desejáveis.

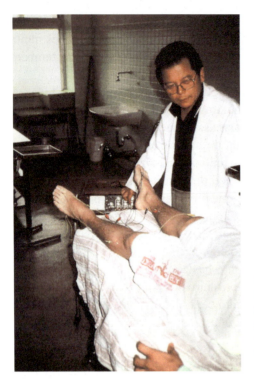

Figura 1 – No pré-operatório, os pontos BP-6, F-6 e E-36 são encontrados por meio de aparelho localizador de pontos. Uma vez puntuados, eles são eletroestimulados bilateralmente, numa frequência de 10 a 15Hz, por cerca de 30 a 40min.

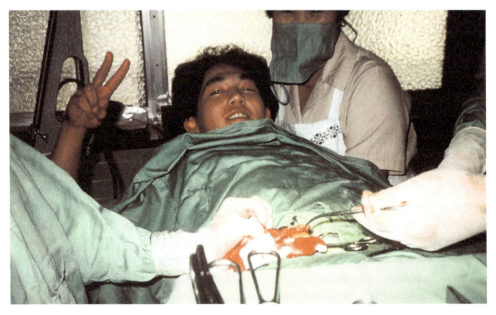

Figura 2 – Em seguida se sucede, sem nenhum outro meio extra de analgesia, o tratamento cirúrgico. O paciente encontra-se acordado e contativo durante todo o procedimento, podendo inclusive tomar água.

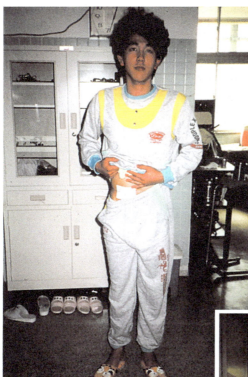

Figura 3A – Após a operação, o paciente se levanta sozinho da mesa de cirurgia...

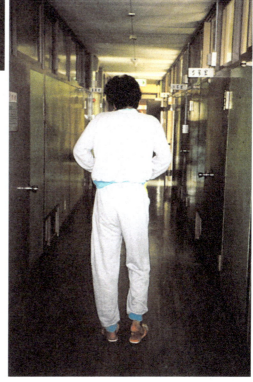

Figura 3B – ...e volta para seu quarto, sem necessidade de ajuda.

A YNSA, bem como outras formas de acupuntura, é prática desacompanhada de efeitos colaterais. Sua aplicação no paciente pode, em certos casos, reduzir drasticamente o consumo de medicamentos. Isso é de enorme significância, pois poderíamos evitar muitas das dependências que acontecem hoje em dia com relação aos fármacos, por exemplo.

Muitos pacientes já veem as vantagens da acupuntura, os órgãos de saúde infelizmente não. Mas, somos otimistas e acreditamos que algum dia isso tudo poderá mudar.

Sumário

Capítulo 1. Breve Comparação entre Craniopuntura Chinesa e Nova Craniopuntura de Yamamoto 1
Craniopuntura Chinesa 2
Nova Craniopuntura de Yamamoto 3

Capítulo 2. Introdução à Nova Craniopuntura de Yamamoto 5

Capítulo 3. Pontos Básicos, Pontos Sensoriais e Pontos Cerebrais da Nova Craniopuntura de Yamamoto 9
Pontos Básicos 10
Pontos Sensoriais da Nova Craniopuntura de Yamamoto 37
Pontos Cerebrais da Nova Craniopuntura de Yamamoto 46
Resumo dos Pontos Básicos, Pontos Sensoriais e Cerebrais da Nova Craniopuntura de Yamamoto 57

Capítulo 4. Pontos Y da Nova Craniopuntura de Yamamoto 59
Indicações dos Pontos Y 67

Capítulo 5. Como Proceder na Prática 69
Como Localizar Pontos Básicos, Sensoriais e Cerebrais da Nova Craniopuntura de Yamamoto 70
Escolha do Lado a Ser Tratado 71
Introdução da Agulha 72
Tipos de Agulha 72
Duração e Número de Sessões 74
Modalidades de Tratamento 74

Capítulo 6. Diagnósticos Abdominal e Cervical da Nova Craniopuntura de Yamamoto 79
Diagnóstico Abdominal da Nova Craniopuntura de Yamamoto 80
Diagnóstico Cervical da Nova Craniopuntura de Yamamoto 101

CAPÍTULO 7. PONTOS DOS NERVOS CRANIANOS DA NOVA CRANIOPUNTURA
DE YAMAMOTO...117

CAPÍTULO 8. SOMATOTOPIAS ADICIONAIS SEGUNDO YAMAMOTO...................123
Somatotopia Sagital-mediana 124
Somatotopias J e K..125
Somatotopia Pubiana 128
Somatotopia Torácica 129
Somatotopia Vertebral Cervicotorácica...130
Somatotopia Vertebral Toracolombar..131
Pontos Lombossacros do Cérebro..132
Somatotopia C6-T2...134
Pontos *Masterkey* 135

CAPÍTULO 9. RESUMO 137

CAPÍTULO 10. RELATOS DE CASOS..141

CAPÍTULO 11. ESTUDOS E ESTATÍSTICAS..179
Primeiro Estudo de Bonn da Nova Craniopuntura de Yamamoto.............180
Segundo Estudo de Bonn da Nova Craniopuntura de Yamamoto.............183
Nova Agulha de Acupuntura para Pesquisas com Ressonância 194
Hartmut Heine e Anatomia dos Pontos da Nova Craniopuntura de Yamamoto 196
Síntese de Estudo sobre Força Muscular 198
Síntese de Estudo Envolvendo *Ryodoraku* 200
Algumas Estatísticas do Dr. Yamamoto 201
Síntese de Estudo sobre Microssistema da Nova Craniopuntura de Yamamoto
em Cães e Somatotopia da Cauda 202

BIBLIOGRAFIA RECOMENDADA 207

ÍNDICE REMISSIVO..213

1

Breve Comparação entre Craniopuntura Chinesa e Nova Craniopuntura de Yamamoto

Craniopuntura Chinesa

A craniopuntura chinesa foi desenvolvida no final dos anos de 1960 e, pouco tempo depois, divulgada no mundo ocidental. A craniopuntura* chinesa não é, a rigor, um método que possa ser chamado propriamente de clássico, uma vez que as agulhas não são inseridas em pontos de acupuntura ou meridianos. Por outro lado, também não se trata de acupuntura somatotópica nos mesmos moldes observados na Nova Craniopuntura de Yamamoto (YNSA – *Yamamoto Neue Schädelakupunktur*)**.

Na craniopuntura chinesa, a agulha é introduzida exatamente sobre a área funcional cortical correspondente, isto é, exatamente sobre as áreas sensitiva e motora, as quais se encontram logo abaixo no cérebro anatômico do paciente, a fim de estimular especificamente a área corporal doente ou comprometida funcionalmente (Fig. 1.1).

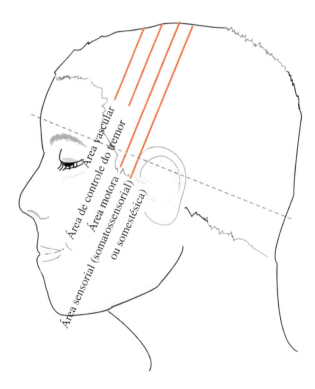

Figura 1.1

---

* **N. do T.:** Na verdade, a tradução mais fidedigna, tanto para *Schädelakupunktur* em alemão quanto para *Scalp Acupuncture* em inglês, não seria propriamente "craniopuntura", mas sim "acupuntura escalpeana". O tradutor preferiu, no entanto, manter o vocábulo atualmente mais consagrado em nossa língua e de melhor sonoridade, isto é, "craniopuntura".

** **N. do T.:** Embora parte da craniopuntura chinesa atual também se baseie em conhecimento somatotópico (mais precisamente, a somatotopia conhecida como "homúnculo de Penfield e Rasmussen"), a diferença talvez resida no fato de a somatotopia descoberta por Yamamoto ser mais completa e prática, oferecendo maior precisão ao acupunturista no momento do agulhamento.

Nova Craniopuntura de Yamamoto

O conceito relacionado à YNSA foi desenvolvido em 1970 e publicado em 1973 por ocasião do 25º encontro da Sociedade Japonesa de Ryodoraku (Japanischen Ryodoraku Gesellschaft), realizado em Osaka, Japão.

Para enfatizar o fato de a craniopuntura de Yamamoto ser diferente da craniopuntura chinesa conhecida na época, foi adicionado propositalmente o termo "nova". A YNSA é uma acupuntura somatotópica. Assim, a totalidade do corpo repete-se, espelha-se sobre uma pequena área, da mesma forma que se vê na auriculopuntura de Nogier ou na acupuntura bucal de Gleditsch. Para maior clareza e inteligibilidade, a YNSA foi subdividida em diferentes grupos (Fig. 1.2).

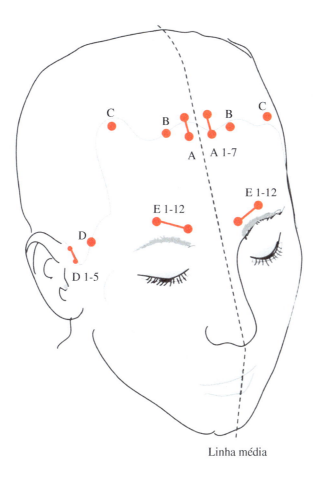

Figura 1.2

2

Introdução à Nova Craniopuntura de Yamamoto

A Nova Craniopuntura de Yamamoto (YNSA – *Yamamoto Neue Schädelakupunktur*) é dividida em quatro grupos de pontos:

1. Pontos básicos = aparelho locomotor.
2. Pontos cerebrais = cérebro, cerebelo e gânglios basais.
3. Pontos sensoriais = órgãos dos sentidos.
4. Pontos Y = órgãos internos.

Todos os pontos da YNSA são dispostos bilateralmente e se espelham um pouco menores e mais profundamente na região posterior da cabeça. Em contraposição à acupuntura chinesa, na qual se diz que não há *Yang* na cabeça, apenas *Yin*; na YNSA, o espelhamento dos pontos situados na região posterior da cabeça seria considerado *Yang*. Ou seja: frontal: *Yin*; occipital: *Yang* (Fig. 2.1).

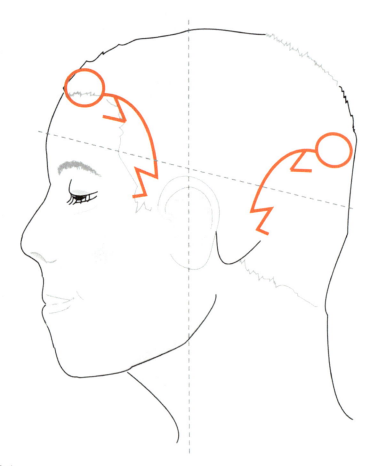

Figura 2.1

A somatotopia *Yin* é utilizada mais frequentemente. Contudo, ocasionalmente pode se tornar necessária também a inserção de agulhas na porção *Yang*. Eventualmente, pode acontecer de serem empregados, em um mesmo paciente, diferentes pontos ativos da YNSA em diferentes sessões de tratamento. A fim de confirmar a eficácia disso, as zonas diagnósticas abdominal e cervical são testadas após cada agulhamento.

Na YNSA não existem medidas exatas. Os formatos da cabeça variam consideravelmente, e a maior parte dos pontos são extremamente pequenos. Sua localização é mais ou menos conhecida, mas o que realmente determina sua exata posição é a palpação previamente feita. O paciente relata qual é o ponto mais sensível, embora o médico experiente geralmente consiga encontrá-lo por si só. Os pontos da YNSA modificam-se patologicamente diante dos distúrbios. À palpação, por exemplo, pode-se sentir uma pequena depressão, um nó muito pequeno ou um ponto de endurecimento semelhante ao que se encontra em um cordão. Esse é, pois, o local certo, justamente o ponto exato em que deve ser inserida a agulha.

A YNSA é um método de tratamento flexível, interligado e interativo, o qual se ajusta às necessidades individuais de cada paciente. Não é correto afirmar que os pontos da YNSA devem ser reservados única e exclusivamente para um tipo de distúrbio. Pode ser, por exemplo, que o ponto A, isto é, a nuca, deva ser submetido à acupuntura para melhorar dor nas costas, e vice-versa. Da mesma forma, é possível agulhar um ponto do rim para tratar dor de cabeça. Tudo depende, enfim, do achado individual de cada paciente (Fig. 2.2).

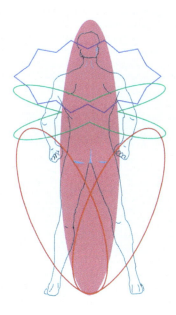

Figura 2.2

3

Pontos Básicos, Pontos Sensoriais e Pontos Cerebrais da Nova Craniopuntura de Yamamoto

Pontos Básicos

Os pontos básicos foram primeiramente descobertos na região *Yin*, quase todos se dispondo ao nível da linha anterior de implantação do cabelo. Na região *Yang*, por sua vez, sua representação especular situa-se pouco acima da sutura lambdóidea. Os pontos básicos são utilizados principalmente no tratamento de distúrbios cinéticos (locomotores) e afecções dolorosas. Podem, porém, ser empregados de forma bem-sucedida no tratamento dos órgãos internos situados junto a essas áreas (por exemplo: pode-se empregar o ponto E, do tórax, para tratar órgãos situados no interior do arcabouço torácico) (Figs. 3.1 a 3.4).

Divisões:

- Ponto A = coluna cervical
- Ponto B = ombro (cintura escapular)
- Ponto C = articulação do ombro, extremidades superiores
- Ponto D = coluna lombar, extremidades inferiores
- Ponto E = tórax
- Ponto F = nervo isquiático (ou ciático)
- Ponto G = joelho
- Ponto H = ponto lombar extra (ou acessório)
- Ponto I = ponto lombar/ciático extra (ou acessório)
- Ponto J = dorso do pé (face superior)
- Ponto K = planta do pé (sola)

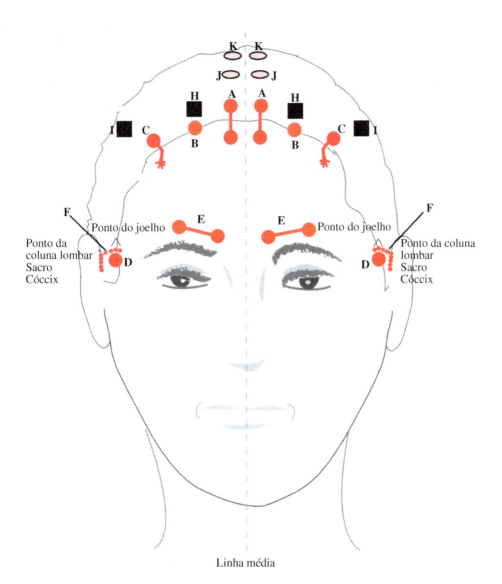

Figura 3.1 – Pontos básicos da Nova Craniopuntura de Yamamoto e seu posicionamento esquemático. Para determinação exata, os pontos devem ser previamente palpados. Os pontos J/K não são mais empregados como pontos única e exclusivamente. São somatotopias por si sós, conforme se verá melhor e mais aprofundadamente no Capítulo 8, em Somatotopias J e K.

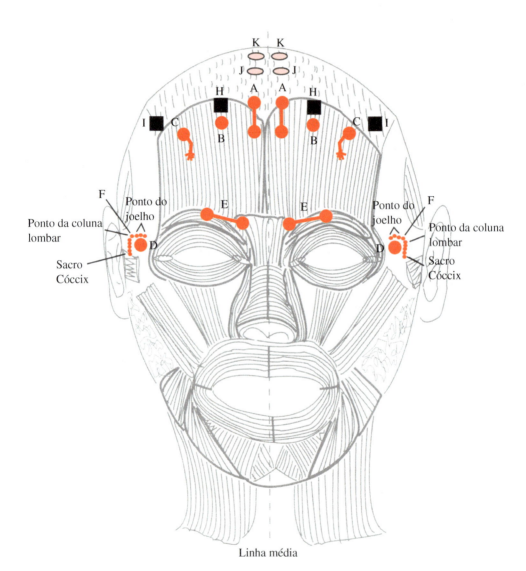

Figura 3.2 – Sobre a musculatura, os pontos básicos da Nova Craniopuntura de Yamamoto assumem posições segundo a representação esquemática.

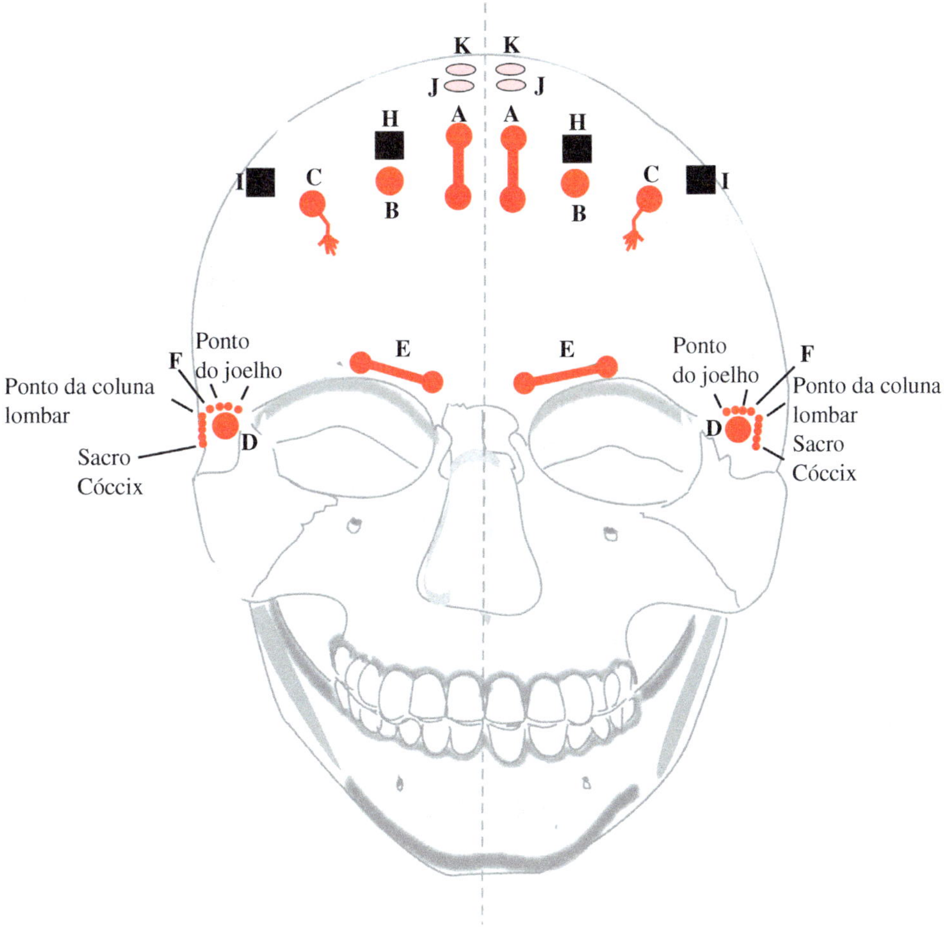

Figura 3.3 – Disposição esquemática dos pontos básicos da Nova Craniopuntura de Yamamoto sobre o crânio.

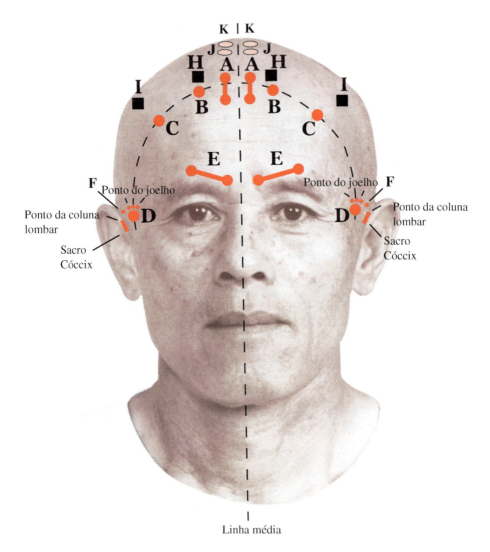

Figura 3.4 – Por meio dessa foto, pode-se reconhecer as diferenças individuais e as assimetrias presentes em cada crânio e face. Assim, fica claro que somente é possível localizar pontos da Nova Craniopuntura de Yamamoto com precisão por meio de criteriosa palpação.

Os pontos J e K foram posteriormente ampliados na forma de somatotopias, conforme se verá mais adiante. Praticamente todos os pontos básicos podem ser subdivididos em segmentos menores. Isso permite direcionar ainda mais precisamente o tratamento. No começo, todavia, tais segmentos podem ser muito difíceis de diferenciar.

Um ponto da Nova Craniopuntura de Yamamoto (YNSA – *Yamamoto Neue Schädelakupunktur*) deve ser palpado e fixado com o polegar rente a ele, introduzindo-se a agulha de forma oblíqua até alcançá-lo em profundidade. Com um pouco de treino, essa sensação de inserção pode ser refinada a contento.

Nas páginas seguintes, a localização de cada ponto da YNSA será descrita da maneira mais clara possível. Em virtude de sua pequena área, torna-se extremamente difícil sua localização exata por meio de medidas. Vale lembrar que tais pontos precisam ser atingidos com a máxima precisão. Caso contrário, não se obterá o efeito desejado.

Ponto Básico A da Nova Craniopuntura de Yamamoto

Esse ponto se encontra aproximadamente 1cm lateral ao plano sagital-mediano, na linha horizontal anterior de implantação do cabelo, ficando seu espelhamento *Yang* situado junto à sutura lambdóidea. Em pacientes em que a linha do cabelo se encontra um tanto quanto retraída ou mesmo ausente pela calvície, pode-se usar como meio de referência a prega mais alta da testa, facilmente reconhecível quando se pede ao paciente que contraia a fronte. O ponto, então, se localizará aproximadamente 1cm acima dessa prega.

O ponto básico A é, por sua vez, dividido em partes menores; os segmentos cervicais nele contidos são subdivididos de A1 a A7. O ponto básico A1 situa-se mais ou menos 1cm acima da linha do cabelo, A3 está mais ou menos sobre essa linha e A7 se encontra à frente e abaixo desse marco de referência. Ao todo, a zona básica A possui cerca de 2cm de extensão (Figs. 3.5 e 3.6).

A fim de que seu uso seja viável sob um ponto de vista terapêutico, é imprescindível que essa área-ponto A seja localizada de forma exata. Para tanto, sua pesquisa pode ser feita por meio de pressão ungueal ou pela ponta romba da agulha, ao mesmo tempo em que se inquire o paciente sobre a sensibilidade do local. Uma vez localizado, o ponto é fixado via polegar, introduzindo-se a agulha de modo oblíquo à frente do dedo até que se atinja o espaço abaixo dele. Com um pouco de treino, pode-se sentir como a agulha de acupuntura atinge seu ponto derradeiro. Esse procedimento é regra para a maior parte dos pontos da YNSA.

Indicações:

Praticamente todas as condições reversíveis situadas na região cervical, tais como:

- Nucalgias e dores de cabeça relacionadas ao *stress* (cefaleias tensionais).
- Enxaqueca migranosa.
- Traumatismos cervicais "em chicote"*.

---

* **N. do T.:** *Whiplash injury*, causados por mecanismo de rápida hiperextensão-flexão, geralmente associados a acidentes ocorridos em velocidade.

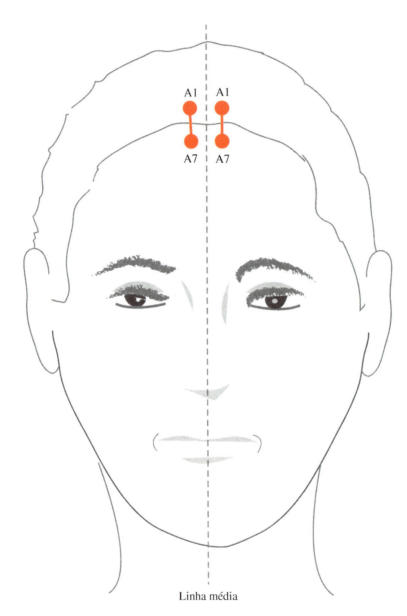

Figura 3.5 – O ponto A da Nova Craniopuntura de Yamamoto estende-se por cerca de 2cm, formando os segmentos cervicais de A1 a A7. Após palpação dessa área, deve-se agulhar apenas o local mais sensível.

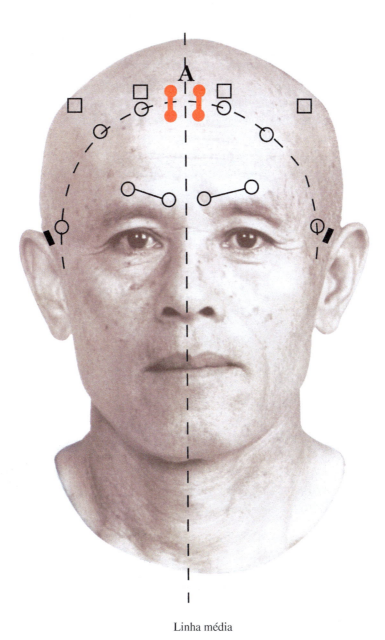

Linha média

Figura 3.6 – Os pontos A da Nova Craniopuntura de Yamamoto dispostos sobre uma fotografia.

- Dores pós-operatórias.
- Sequelas secundárias à trombose cerebral ou hemorragia cerebral.
- Dores no trajeto dos nervos, de origem cervical.

Ponto Básico B da Nova Craniopuntura de Yamamoto

Os pontos básicos B não são subdivididos e situam-se bilateralmente a cerca de 1cm lateral ao ponto básico A (*Yin*). Isto é: 2cm distante lateralmente à linha média, com um espelhamento *Yang* sobre a sutura lambdóidea. Da mesma maneira que para o ponto A, pode-se empregar também a prega mais alta da testa como referência nas situações em que a linha natural do cabelo se encontra retraída.

O ponto B representa a região da espádua e áreas de inervação cervical, tais como escápula e junta do ombro (Figs. 3.7 e 3.8).

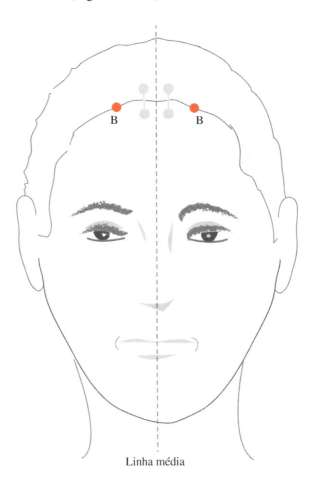

Figura 3.7 – Representação esquemática do ponto básico B da Nova Craniopuntura de Yamamoto.

Indicações:

- Dores pós-traumáticas do ombro.
- Dores pós-operatórias.
- Ombralgias secundárias à imobilidade pós-fratura.
- Síndrome de ombro, braço e mão.
- Hemiplegias.

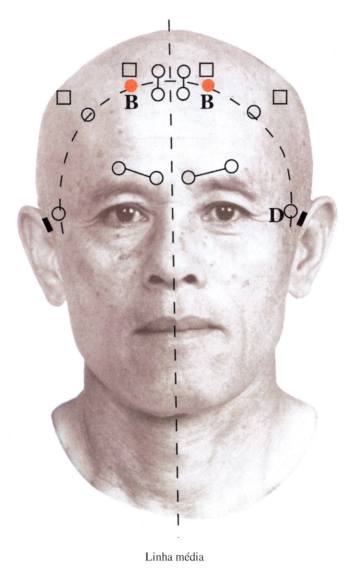

Linha média

Figura 3.8 – Representação esquemática do ponto básico B da Nova Craniopuntura de Yamamoto em fotografia.

Ponto Básico C da Nova Craniopuntura de Yamamoto

Em sua posição *Yin*, o ponto básico C da YNSA localiza-se bilateralmente a cerca de 5cm da linha média, nas denominadas "entradas"*, com espelhamento *Yang* occipital (Fig. 3.9).

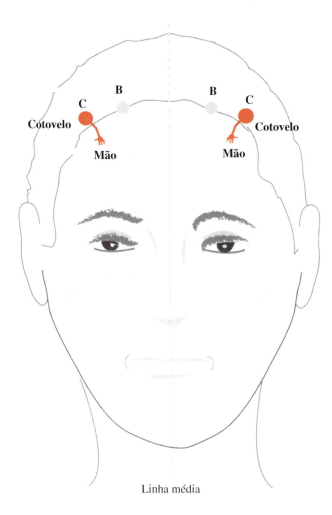

Figura 3.9 – O ponto básico C da Nova Craniopuntura de Yamamoto estende-se também, da mesma forma que o ponto A, por cerca de 2cm. Nessa situação, se encontrarão dispostos todos os elementos contidos na extremidade superior do nosso corpo, permitindo seu agulhamento preciso. No ponto básico C da direita, por exemplo, vê-se a região dorsal da mão, o polegar aponta para cima e o dedo mínimo volta-se para o interior; as duas mãos aparecem como se estivessem cruzadas. O ponto C espelha-se também dorsalmente. Nessa posição, olha-se para a palma da mão, o polegar aponta para sentido laterocaudal e o dedo mínimo para sentido mediodorsal.

---

*   **N. do T.:** Frequentemente uma das primeiras áreas em que a calvície se manifesta nos homens.

No todo, o ponto C representa as extremidades superiores. Não obstante, ele pode ser subdividido ainda em 11 segmentos (Fig. 3.10):

- Articulação do ombro.
- Braço.
- Cotovelo.
- Antebraço.
- Punho.
- Mão.
- Cinco dedos.

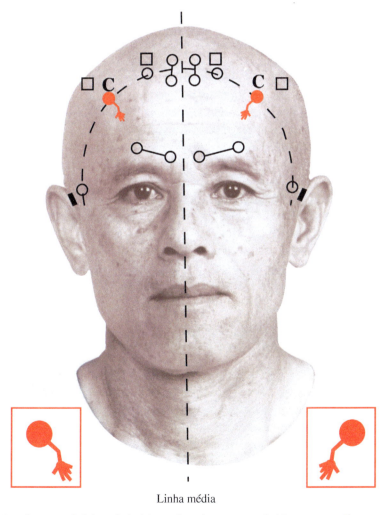

Linha média

Figura 3.10 – O ponto básico C da Nova Craniopuntura de Yamamoto disposto sobre fotografia, acompanhado da representação esquemática do membro superior conforme encontrado.

Em conformidade com o que se poderia esperar, os dedos se apresentam com a face dorsal voltada para baixo e a face palmar voltada para cima. O polegar, todavia, aponta para a lateral e o dedo mínimo para a medial. Enfim, na verdade, seria algo como se tivéssemos conectado a mão esquerda ao braço direito*.

Indicações:

- Todas dores e parestesias dos membros superiores.
- Ombralgias pós-traumáticas.
- Dores pós-operatórias.
- Distensões musculares.
- Epicondilites.
- Luxações.
- Dores pós-fraturas ósseas ou contusões.
- Síndrome de Raynaud.
- Síndrome do túnel do carpo.

No entanto, a pesquisa da somatotopia realizada por Yamamoto revelou algo diferente. De fato, o polegar parece estar voltado para cima e para lateral, ao passo que o dedo mínimo parece estar voltado para baixo e para medial. Até esse ponto, não haveria problema algum, basta fazer um teste com as próprias mãos para ver que isso é possível.

Mas, há um problema: pois, pela somatotopia, o dorso fica voltado para cima, ao passo que a palma fica voltada para baixo! Isso seria contrário ao que foi dito antes.

Então, como consequência direta dessa observação, surge imediatamente uma pergunta: como conciliar as duas situações? Isto é, como conciliar o dorso visível da mão com o polegar para cima e para fora?

A única imagem possível evocada por Yamamoto para explicar esse evento é a de que se deve tentar imaginar a mão esquerda no lugar da direita, isto é, deve-se tentar imaginar as mãos como que cruzadas. Como se, de repente, se tivesse conectado a mão direita ao braço esquerdo e a mão esquerda ao braço direito.

Ponto Básico D da Nova Craniopuntura de Yamamoto

O ponto básico D da YNSA situa-se bilateralmente cerca de 1cm acima do osso zigomático, na linha natural do cabelo, sendo o *Yin* frontal e o *Yang*, occipital. Ele representaria a porção inferior do corpo e as extremidades inferiores como um todo (Fig. 3.11).

Os denominados pontos lombares, situados cerca de 2cm posteriormente ao ponto básico D, junto à implantação da orelha, foram descobertos somente algum tempo depois. Trata-se de uma pequena cadeia de pontos que, juntos, se estendem por aproxi-

---

* **N. do T.:** A lógica nos diria, talvez, que a "face *Yin* do crânio" deveria expor a face *Yin* da mão. Sendo assim, a palma da mão deveria ser a área visível ao observador e o dorso, a área oculta. Isso seria o esperado, conforme cita o autor anteriormente em seu texto.

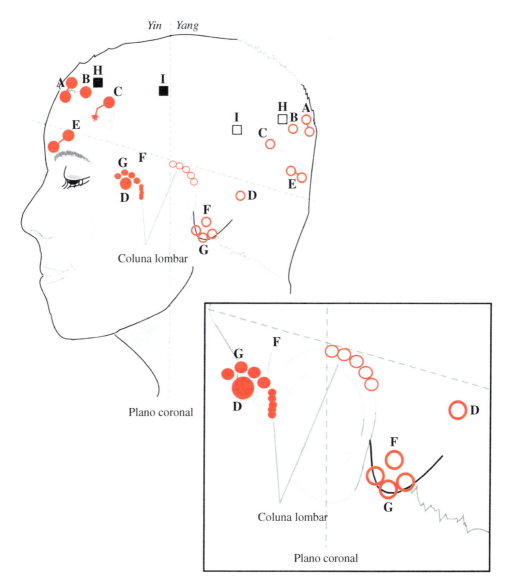

Figura 3.11 – Os pontos básicos D, F e G da Nova Craniopuntura de Yamamoto, melhor visualizados de uma perspectiva lateral nas situações *Yin* e *Yang*.

madamente 1cm apenas. Como o próprio nome já diz, os pontos lombares poderiam ser utilizados especialmente para queixas envolvendo coluna lombar, sacro e cóccix, e para regiões de emergência de suas raízes. No que tange aos pontos lombares *Yang*, eles não se encontrariam na distribuição especular esperada, mas sim mais altos, ao longo de uma linha curva situada logo acima ou atrás do pavilhão auricular.

Indicações:

- Todos os tipos de dores surgidas, por exemplo, em consequência de acidentes.
- Fraturas ósseas.
- Lesões desportivas.
- Dores pós-operatórias.
- Hérnias de disco.
- Luxações, torções.
- Lumbago, isquialgia.
- Parestesias.
- Paresias/paralisias.

Ponto Básico E da Nova Craniopuntura de Yamamoto

Em sua porção *Yin*, o ponto básico E se encontraria bilateralmente sobre a testa, com espelhamento *Yang* situado sobre a escama occipital. O ponto E representaria tórax, costelas, coluna e órgãos internos inervados por nervos torácicos.

O ponto E pode ser dividido em 12 segmentos, representando 12 vértebras torácicas. E1 situa-se mais ou menos 2cm acima do ponto médio da sobrancelha. A partir dele, forma-se uma linha de pontos que se estende em sentido medial, num ângulo de inclinação de 15°, ficando o último ponto, E12, cerca de 1cm distante da linha média, ou seja, abaixo do ponto da boca, o qual pertence ao grupo dos pontos sensoriais (Figs. 3.12 e 3.13).

Indicações:

Como indicações para uso do ponto básico E, teríamos todas as condições reversíveis da região torácica, tais como:

- Condições pós-traumáticas.
- Condições pós-operatórias.
- Fraturas ósseas.
- Neuralgia intercostal.
- Herpes.

Do mesmo modo, diversas afecções que acometem os órgãos internos torácicos podem ser tratadas por meio do ponto E. Por exemplo:

- *Angina pectoris* (diagnosticada por exclusão segundo critério acadêmico).
- Palpitações.

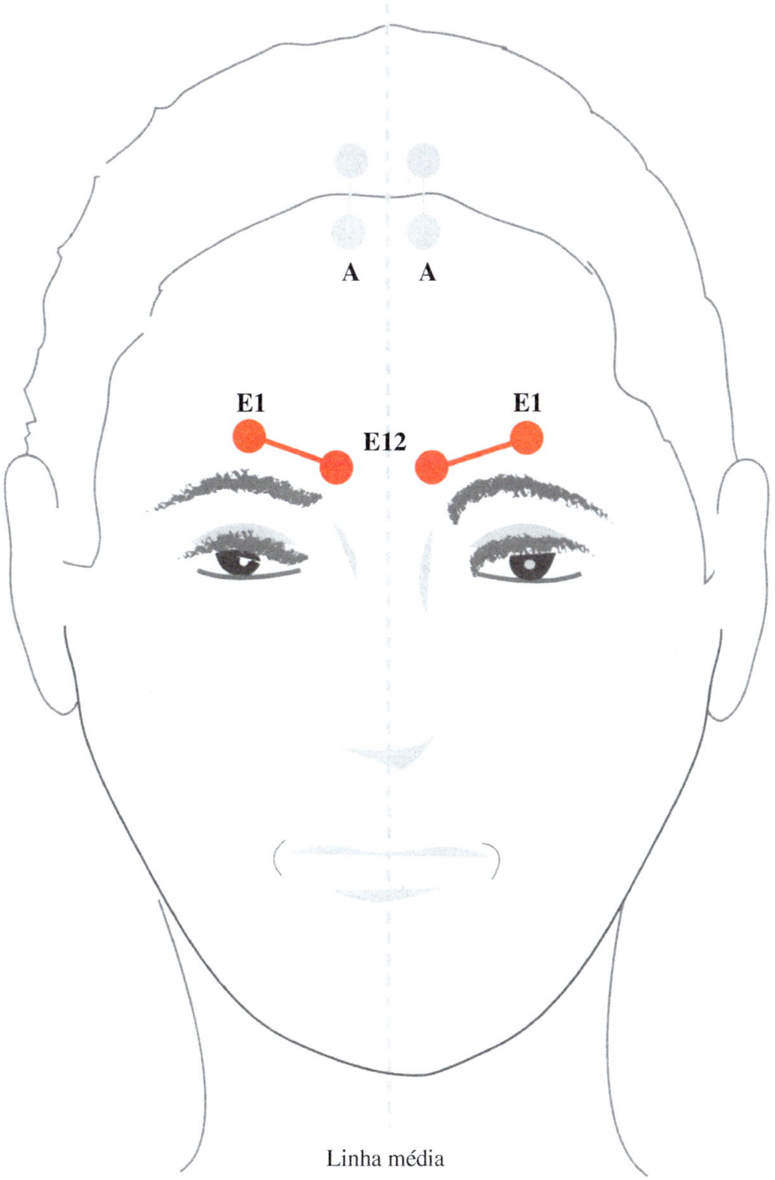

Figura 3.12 – O ponto básico E da Nova Craniopuntura de Yamamoto tem extensão aproximada de 2cm. E1 encontra-se a cerca de 1,5 a 2cm acima do ponto médio da sobrancelha, ao passo que E12 está locado exatamente sobre a raiz do nariz, na glabela, no mesmo plano vertical do ponto básico A e dos pontos dos órgãos sensoriais.

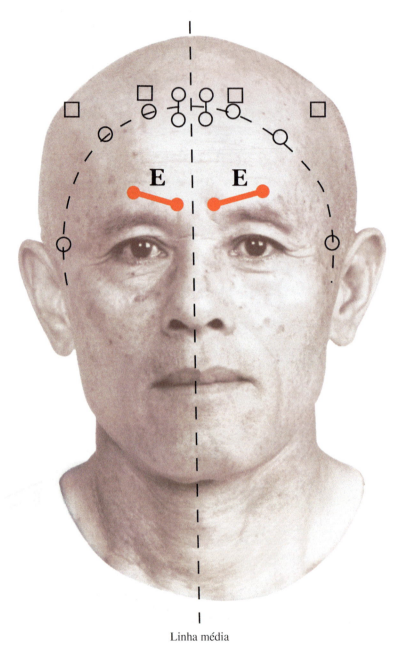

Figura 3.13 – O ponto básico E da Nova Craniopuntura de Yamamoto visto numa fotografia.

- Asma.
- Dispneia.
- Hiperventilação.
- Bronquite.

A mesma listagem de indicações se aplica ao ponto E da face *Yang* (ponto E-*Yang*).

Ponto Básico F da Nova Craniopuntura de Yamamoto

Durante um bom tempo só foi conhecido o ponto básico F da YNSA em sua face *Yang*, sendo sua localização bem determinada atrás da orelha, sobre o ponto mais proeminente do processo mastóideo.

Hoje, porém, já nos é possível conhecer também a localização do ponto F-*Yin*. Assim, sabe-se que esse ponto situa-se entre o ponto D e os pontos lombares, exatamente acima do arco zigomático.

Indicações:

As indicações se limitam quase que exclusivamente a lumbago e isquialgias.

Em casos resistentes, é possível eventualmente associar os pontos Extra-I ou D (ver Fig. 3.11).

Ponto Básico G da Nova Craniopuntura de Yamamoto

Nos primórdios, os pontos básicos G foram conhecidos somente em sua face *Yang*. Hoje, encontramos também a localização desses pontos na face *Yin*.

O ponto G encontra-se subdividido em três:

- G1 = correspondente à região medial do joelho.
- G2 = correspondente à região anterior do joelho.
- G3 = correspondente à região lateral do joelho.

Os pontos *Yin* situam-se a cerca de 1 a 2mm acima do ponto básico D. Já os pontos G-*Yang*, encontram-se junto à borda inferior do processo mastóideo.

Indicações:

As indicações são as mesmas para pontos *Yin* e pontos *Yang*:

- Bursites.
- Reumatismo.
- Torções/luxações.
- Artrites.
- Analgesia nas fraturas de patela.

Ponto Básico H e Ponto Básico I da Nova Craniopuntura de Yamamoto

Esses dois pontos são caracterizados geralmente como "acessórios" por serem utilizados, na maioria das vezes, em associação com pontos D ou F, a fim de potencializar a ação desses últimos. Descobertos não faz muito tempo, os pontos H e I foram designados pelas letras seguintes do alfabeto, na ordem da YNSA, em vez de por sua ordem anatômica.

O ponto básico H encontra-se um pouco posterior em relação ao ponto básico B. Já o ponto básico I, encontra-se de 4 a 5cm posterior ao ponto básico C, e não a 1 ou 2cm como se suspeitava. Ambos os pontos encontram-se disponíveis tanto na face *Yin* quanto na face *Yang* (Figs. 3.14 e 3.15).

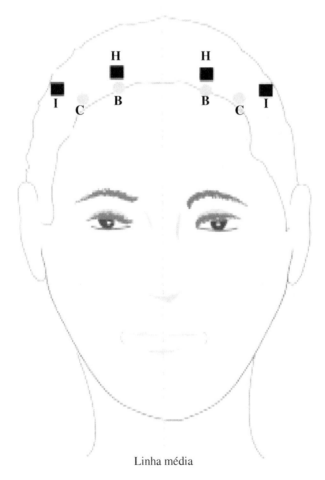

Figura 3.14 – Representação-modelo dos pontos básicos H e I da Nova Craniopuntura de Yamamoto.

Indicações:

Equivalentes ao ponto D, eles teriam a função de potencializar um tratamento, sobretudo no controle de dores crônicas. Os pontos básicos H e I raramente são agulhados sozinhos.

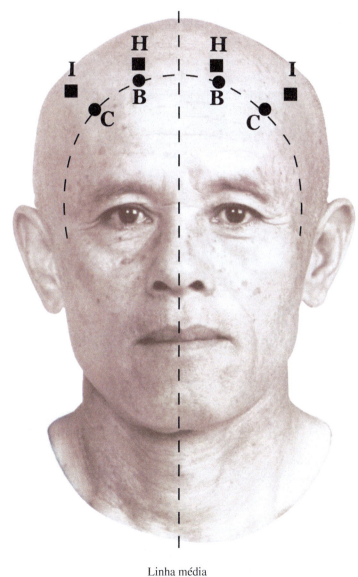

Figura 3.15 – Pontos básicos H e I representados em fotografia.

Pontos Básicos J e K da Nova Craniopuntura de Yamamoto

Os pontos básicos J e K foram inicialmente reconhecidos como pontos básicos e como pontos acessórios ao ponto D. Urge fazer, no entanto, a devida distinção entre parestesia instalada no dorso do pé (*dorsum pedis*) e parestesia detectada em sua região plantar (*planta pedis*).

Com o tempo, observações posteriores e novas considerações foram deixando cada vez mais claro o fato de esses pontos não serem apenas meros pontos básicos, mas novas somatotopias, uma *Yin* e outra *Yang* (essas duas somatotopias serão vistas e descritas mais de perto no Capítulo 8, sob o título de Novas Somatotopias) (Figs. 3.16 a 3.22).

Indicações:
Parestesias, má circulação ou dores localizadas nas extremidades inferiores.

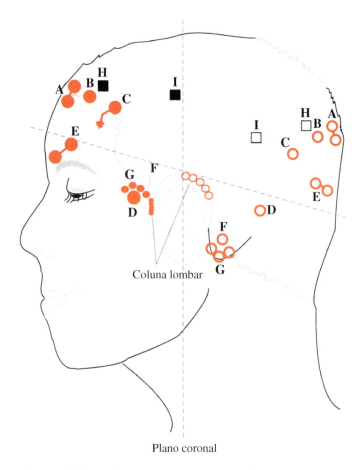

Figura 3.16 – Pontos básicos da Nova Craniopuntura de Yamamoto vistos novamente sob perspectiva lateral, a fim de mostrar com maior nitidez as diferenças existentes entre pontos da face *Yin* e pontos da face *Yang*.

PONTOS BÁSICOS, PONTOS SENSORIAIS E PONTOS CEREBRAIS DA NOVA CRANIOPUNTURA DE YAMAMOTO – **31**

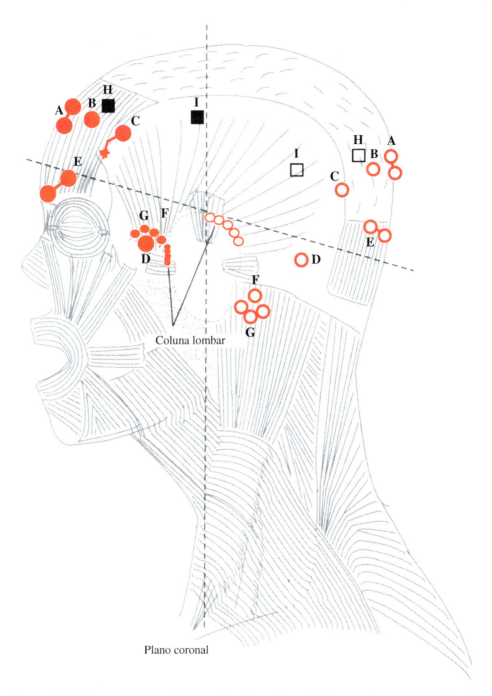

Figura 3.17 – Pontos básicos da Nova Craniopuntura de Yamamoto, em suas situações *Yin* e *Yang*, representados sobre musculatura.

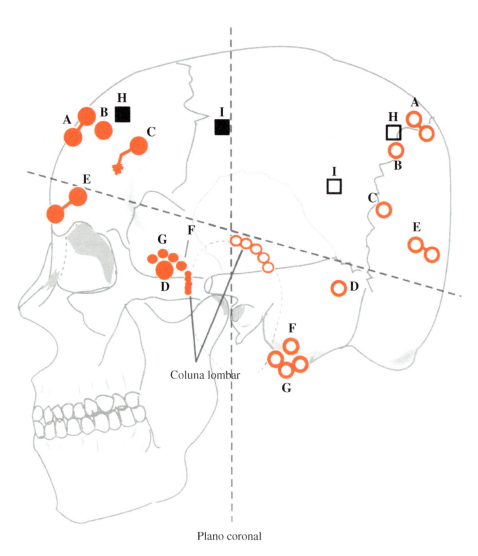

Figura 3.18 – Pontos básicos da Nova Craniopuntura de Yamamoto, em suas situações *Yin* e *Yang*, localizados sobre crânio.

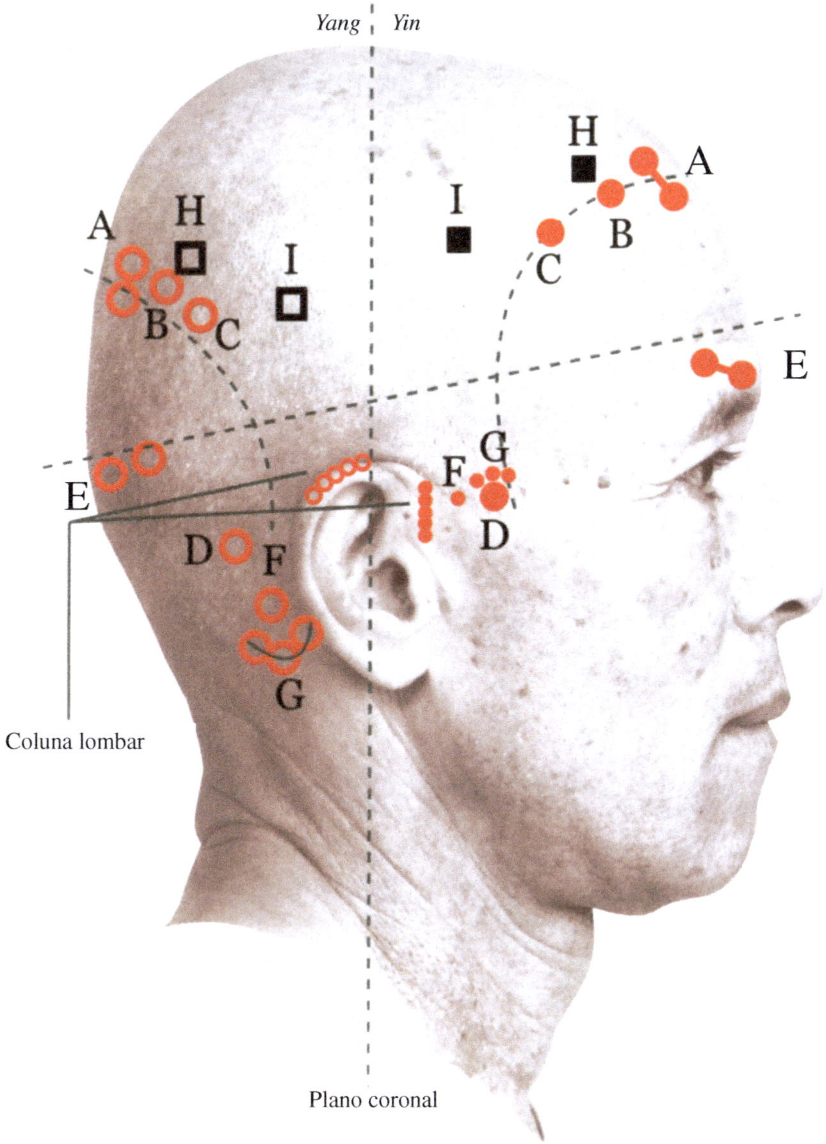

Figura 3.19 – Pontos básicos da Nova Craniopuntura de Yamamoto, em suas situações *Yin* e *Yang*, dispostos sobre fotografia.

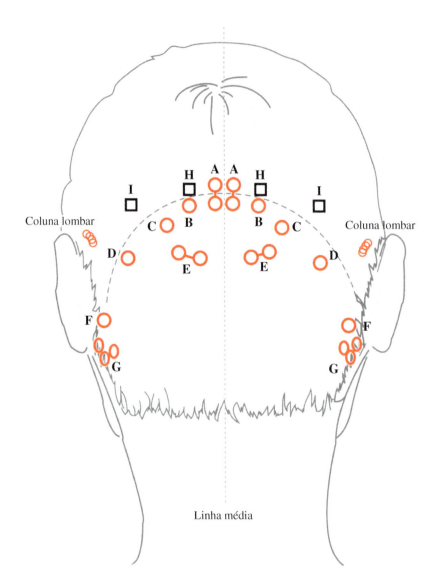

Figura 3.20 – Representação-modelo mostrando a situação dos pontos básicos da Nova Craniopuntura de Yamamoto junto à sutura lambdóidea.

PONTOS BÁSICOS, PONTOS SENSORIAIS E PONTOS CEREBRAIS DA NOVA CRANIOPUNTURA DE YAMAMOTO – **35**

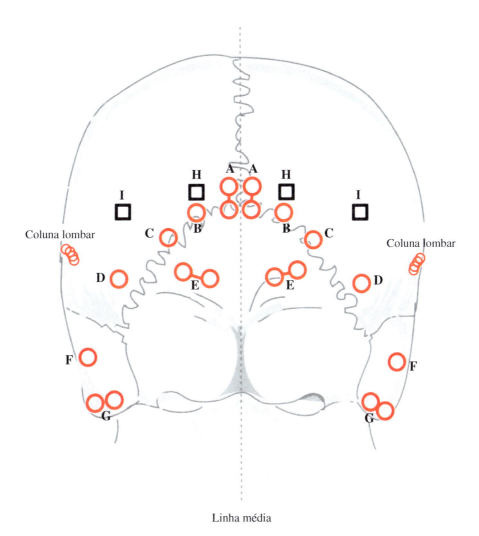

Linha média

Figura 3.21 – Pontos básicos *Yang* da Nova Craniopuntura de Yamamoto em representação esquemática sobre crânio.

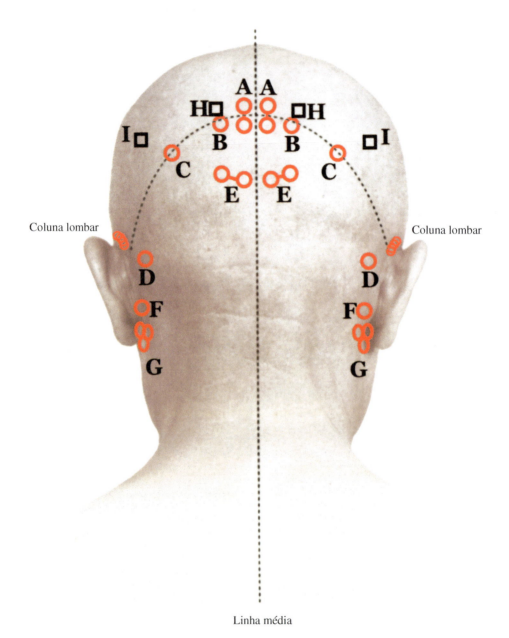

Figura 3.22 – Pontos básicos *Yang* da Nova Craniopuntura de Yamamoto demonstrados em fotografia (ressaltando-se a posição ligeiramente antefletida da cabeça, a qual dá falsa impressão de os pontos serem mais altos).

Pontos Sensoriais da Nova Craniopuntura de Yamamoto

Os pontos sensoriais (ou pontos dos órgãos dos sentidos) foram descobertos em segundo lugar dentro da YNSA, relacionando-se, como o próprio nome já diz, aos órgãos dos sentidos. Eles se assemelham bastante aos pontos básicos na medida em que cada ponto representa determinado órgão ou estrutura anatômica.

Existem quatro pontos sensoriais, os quais se encontram na testa em sua situação *Yin*, e no occipício em sua situação *Yang*. Todos os pontos sensoriais apresentam-se bilateralmente (Figs. 3.23 e 3.24).

- Ponto do olho.
- Ponto do nariz.
- Ponto da boca.
- Ponto do ouvido.

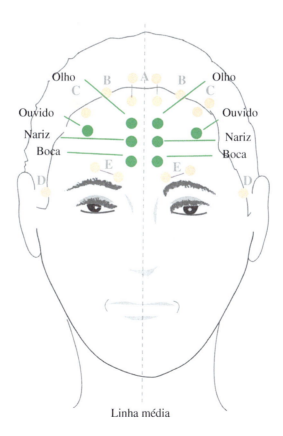

Figura 3.23 – Representação esquemática comparada dos pontos sensoriais em relação aos pontos básicos da Nova Craniopuntura de Yamamoto em situação *Yin* frontal.

O ponto do olho situa-se mais ou menos 1cm inferior em relação ao ponto básico A.
O ponto do nariz localiza-se 1cm inferior em relação ao ponto do olho.
O ponto da boca encontra-se 1cm inferior em relação ao ponto do nariz.

Três dos quatro pontos sensoriais (olho, nariz e boca) situam-se num mesmo plano vertical, cerca de 1cm paralelos à linha média, seguindo a mesma ordenação anatômica dos respectivos órgãos que os representam.

Já o ponto do ouvido encontra-se aproximadamente 1,5cm distante do ponto C, numa inclinação de 15° em relação a ele, sobre uma linha imaginária situada entre o ponto C e a raiz do nariz.

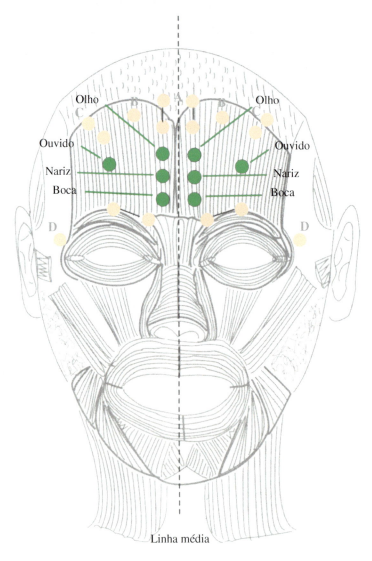

Figura 3.24 – Representação-modelo do posicionamento dos pontos sensoriais em relação aos pontos básicos, em situação *Yin*, sobre musculatura.

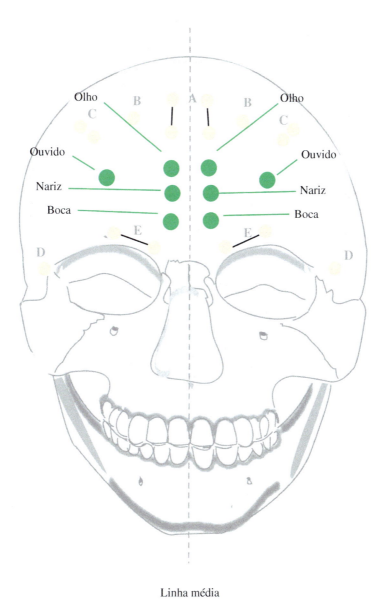

Linha média

Figura 3.25 – Distribuição aproximada dos pontos sensoriais em comparação com pontos básicos A, em situação *Yin*, sobre crânio.

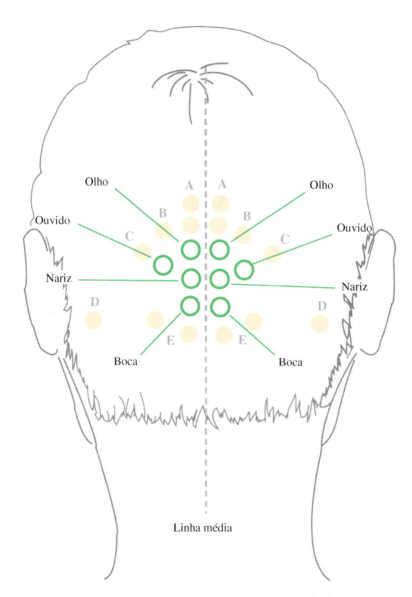

Figura 3.26 – Representação esquemática dos pontos sensoriais da Nova Craniopuntura de Yamamoto em comparação com pontos básicos, em situação *Yang*, na região posterior da cabeça.

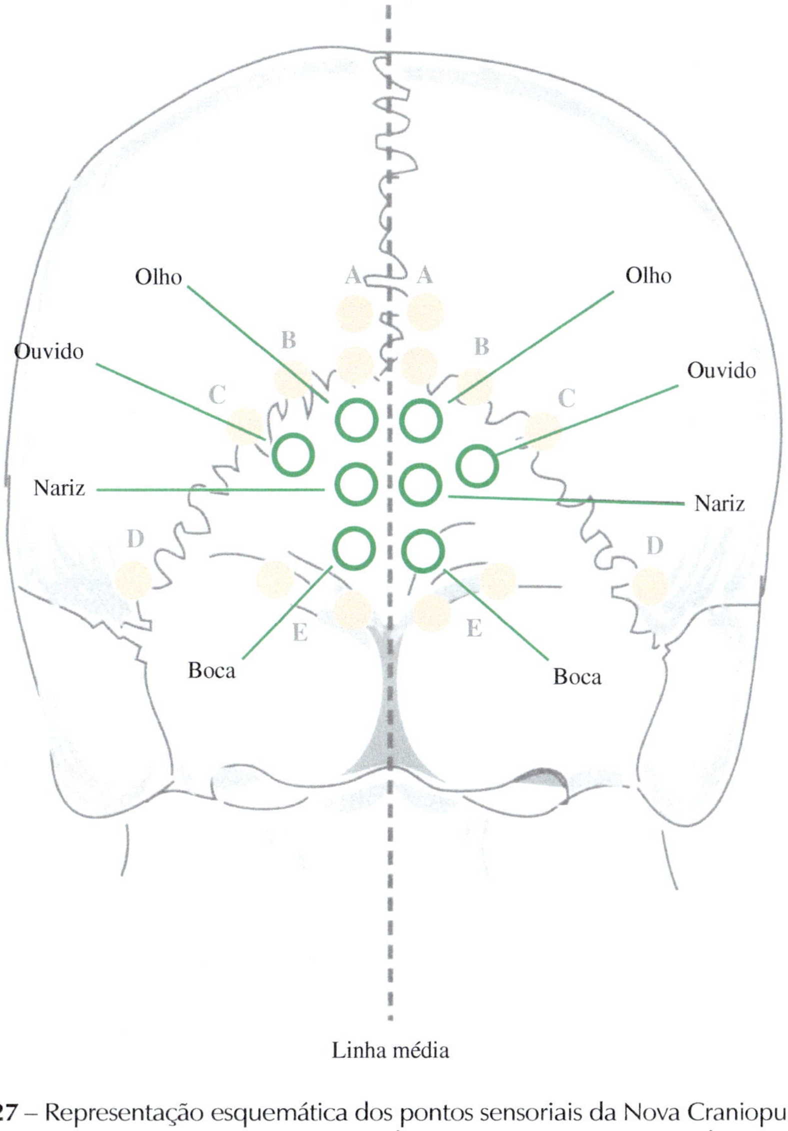
Olho
A
A
Olho
B
B
Ouvido
Ouvido
C
C
Nariz
Nariz
D
D
E
E
Boca
Boca
Linha média

Figura 3.27 – Representação esquemática dos pontos sensoriais da Nova Craniopuntura de Yamamoto em comparação com os pontos básicos, em situação *Yang*, sobre o crânio.

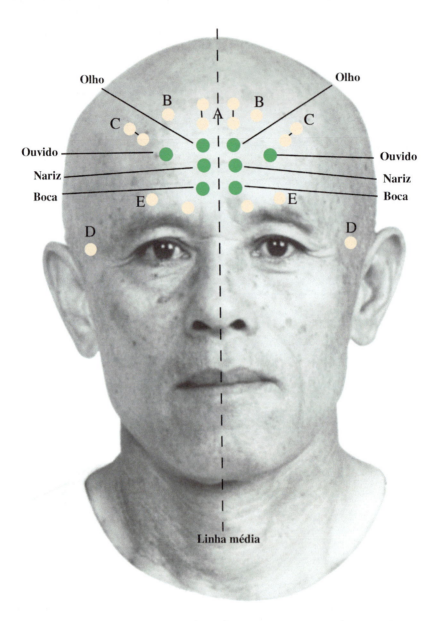

Figura 3.28 – Representação esquemática dos pontos sensoriais da Nova Craniopuntura de Yamamoto em comparação com pontos básicos, em situação *Yin*, sobre fronte.

Indicações (Fig. 3.29):

Ponto do olho: todos os distúrbios visuais e dores, tais como:

- Diminuição da acuidade visual.
- Glaucoma.
- Conjuntivites.
- Estrabismo.
- Epífora*.
- Dores e queixas pós-traumáticas ou pós-operatórias.
- Degeneração macular.

Ponto do nariz: todas as queixas e dores relacionadas à região nasal:

- Alergias.
- Rinites.
- Sinusites.
- Entupimentos/obstruções nasais.
- Dores e queixas pós-traumáticas ou pós-operatórias.

Ponto da boca: queixas e dores relacionadas à cavidade oral e região perioral, por exemplo:

- Inflamações bucais, estomatites.
- Dores de garganta.
- Herpes simples.
- Odontalgias.
- Dor pós-extração dentária.
- Afasia.
- Dores e queixas pós-traumáticas ou pós-operatórias.

Ponto do ouvido: todas as queixas e dores relacionadas ao ouvido:

- Distúrbios auditivos.
- Otite externa.
- Otite média.
- Tinidos.
- Dores e queixas pós-traumáticas ou pós-operatórias.

---

* **N. do T.:** Lacrimejamento excessivo, contínuo e involuntário, muitas vezes secundário à obstrução dos ductos lacrimais.

Tratamento de Tinido

Para tratamento de tinido é empregada uma combinação de pontos, pontos do ouvido *Yin* e *Yang* e outros dois pontos inominados, os quais se encontram entre eles* (ver Fig. 3.30). A inserção das agulhas se inicia com o ponto do ouvido da face *Yang*, e avança num sentido anterior, em sequência, conforme a necessidade. Nem sempre é necessário o agulhamento dos quatro pontos, inquirindo-se o paciente durante o tratamento por informações de melhora. Às vezes, porém, torna-se necessário o acréscimo de pontos Y, escolhidos de acordo com diagnóstico abdominal ou cervical. Em certos casos são encontrados outros pontos de sensibilidade à pressão, pertencentes à chamada "linha do tinido", que podem eventualmente ser punturados.

Em média, espera-se uma porcentagem de sucesso de até 70% no tratamento de tinidos ao usar a combinação de pontos descrita anteriormente.

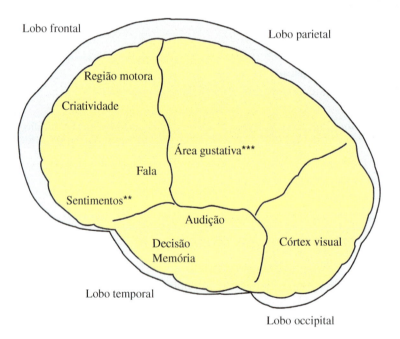

Figura 3.29

---

* **N. do T.:** Esses pontos, aos quais antigamente o autor deu o nome de "pontos extraouvido" (em inglês: *extra-ear points*), hoje são chamados por ele simplesmente de pontos T, de *tinnitus*.

** **N. do T.:** Optou-se pela tradução do termo *Gefühl* como "sentimento" (a qual é uma opção viável) em vez de "sensibilidade", uma vez que a sensibilidade somestésica ou corporal encontra-se, na realidade, mais acima, no córtex pós-central, atrás da área motora. Nessa localização é possível imaginar parte daquilo que se chama de sistema límbico, responsável pela emotividade.

*** **N. do T.:** Área gustativa, área 43 da classificação de Brodmann, situada na porção inferior do giro pós-central.

Algo que ainda não conseguiu ser devidamente esclarecido foi o fato notório de se conseguir melhorar também a visão por meio do agulhamento do ponto do ouvido em sua face *Yang*. Uma possível explicação para isso pode talvez residir na questão de que abaixo do ponto *Yang* encontra-se a área visual*.

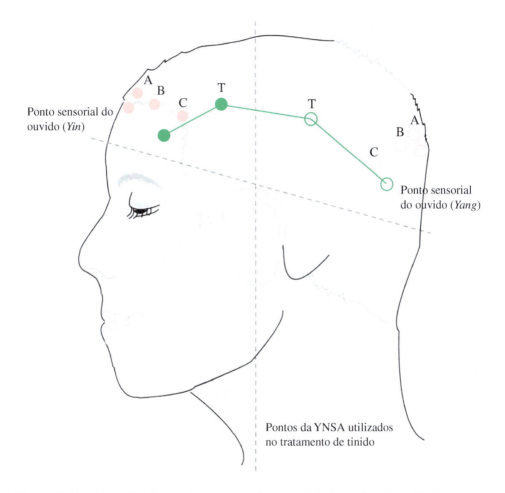

Figura 3.30 – Desenho ilustrativo mostrando, em visão lateral, a situação dos pontos que, combinados, são empregados no tratamento de tinido. Visualização do lado *Yin* anterior, do lado *Yang* posterior e da posição dos pontos T** em relação a eles. YNSA = Nova Craniopuntura de Yamamoto (Yamamoto Neue Schädelakupunktur).

---

* **N. do T.:** Área visual – área de número 17 da famosa classificação funcional cortical de Brodmann, circundada, por sua vez, pelas áreas 18 e 19, denominadas áreas de associação visual.
** **N. do T.:** De *Tinnitus-Punkt*, do original alemão.

Pontos Cerebrais da Nova Craniopuntura de Yamamoto

Grosso modo, pode-se dividir os pontos cerebrais em três, a saber:

- Cérebro.
- Cerebelo.
- Gânglios basais.

Para um tratamento bem-sucedido, o ideal é que, além de se ter sempre em mente a anatomia do cérebro, no momento de se buscar os pontos na cabeça, proceda-se também à pesquisa palpatória das áreas sensíveis nas zonas diagnósticas.

Os pontos cerebrais encontram-se também disponíveis na face occipital *Yang* em sua suposta posição, usualmente mais baixa.

O *ponto do cérebro* encontra-se junto à linha média, bilateralmente, cerca de 1cm acima do ponto A mais alto (isto é, o ponto A1).

O *ponto do cerebelo* segue logo atrás*.

O *ponto dos gânglios basais*, por sua vez, encontra-se entre os dois anteriormente descritos, exatamente sobre a linha média, estendido e dilatado num sentido anteroposterior.

Os pontos cerebrais, ao todo, englobam uma área com diâmetro oscilando em torno de 4 a 5cm, iniciando-se 1cm acima do ponto A mais alto (A1) e terminando na altura da depressão remanescente da fontanela anterior** (Figs. 3.31 a 3.35).

Uma subdivisão mais minuciosa poderá ser feita tomando por base a anatomia do cérebro, mas será pouco possível conhecer cada ponto pelo nome. O mais correto é imaginar o cérebro em miniatura nesse espaço e procurar, então, pelo *very-point****.

Os pontos cerebrais da YNSA são de grande valia sobretudo para neurologistas, uma vez que podem ser utilizados no tratamento de grande número de afecções ou distúrbios neurológicos.

Indicações:

- Todos os tipos de distúrbios motores.
- Hemiplegias e paraplegias.
- Enxaquecas migranosas e neuralgias trigeminais.
- Doença de Parkinson.
- Esclerose múltipla.
- Disfunções endócrinas.

---

* **N. do T.:** Como se sucede, aliás, com a anatomia macroscópica.

** **N. do T.:** Ou bregmática. Do latim: *Fonticulus anterior.*

*** **N. do T.:** O ponto que pela sensação palpatória ou pela sensibilidade maior se diferencia dos demais.

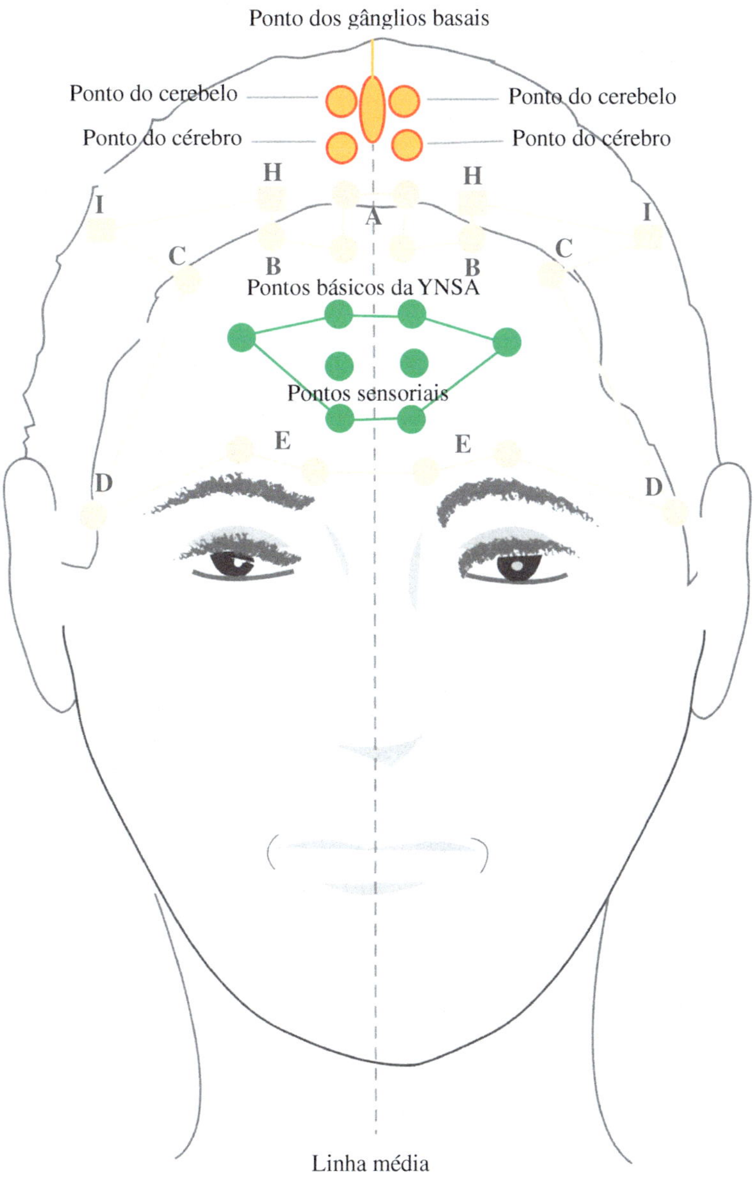

Ponto dos gânglios basais

Ponto do cerebelo — Ponto do cerebelo
Ponto do cérebro — Ponto do cérebro

Pontos básicos da YNSA

Pontos sensoriais

Linha média

Figura 3.31 – Pontos cerebrais da YNSA (*em laranja*), em sua face *Yin*, em relação aos pontos básicos e pontos sensoriais. YNSA = Nova Acupuntura de Yamamoto (Yamamoto Neue Schädelakupunktur).

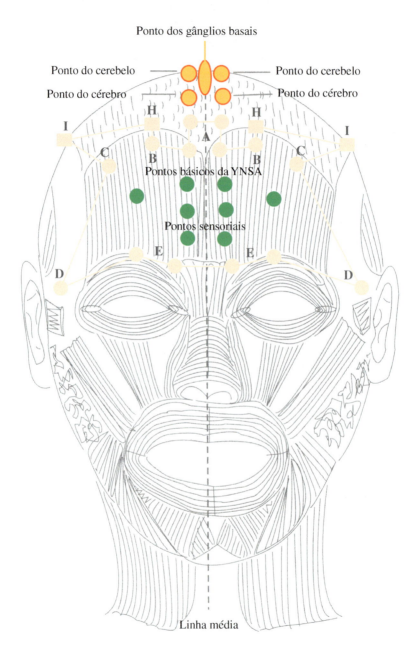

Figura 3.32 – Pontos cerebrais da YNSA (*em laranja*), em sua face *Yin*, em relação aos pontos básicos e pontos sensoriais representados sobre musculatura. YNSA = Nova Acupuntura de Yamamoto (Yamamoto Neue Schädelakupunktur).

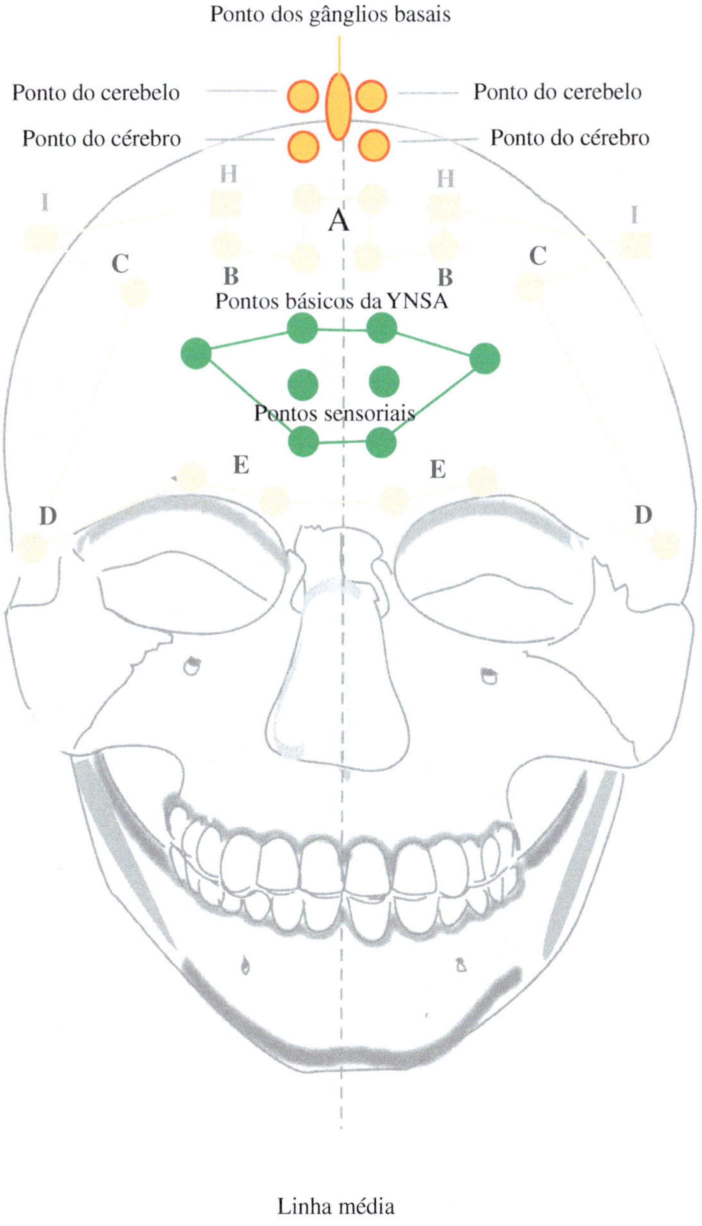

Ponto dos gânglios basais

Ponto do cerebelo — Ponto do cerebelo

Ponto do cérebro — Ponto do cérebro

A

Pontos básicos da YNSA

Pontos sensoriais

Linha média

Figura 3.33 – Pontos cerebrais da YNSA (*em laranja*), em sua face *Yin*, em relação aos pontos básicos e pontos sensoriais representados sobre crânio. YNSA = Nova Acupuntura de Yamamoto (Yamamoto Neue Schädelakupunktur).

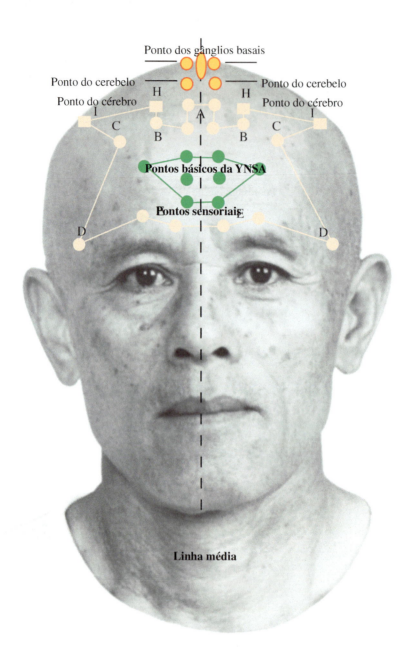

Figura 3.34 – Pontos cerebrais da YNSA (*em laranja*), em sua face *Yin*, em relação aos pontos básicos e pontos sensoriais representados sobre fotografia. YNSA = Nova Acupuntura de Yamamoto (Yamamoto Neue Schädelakupunktur).

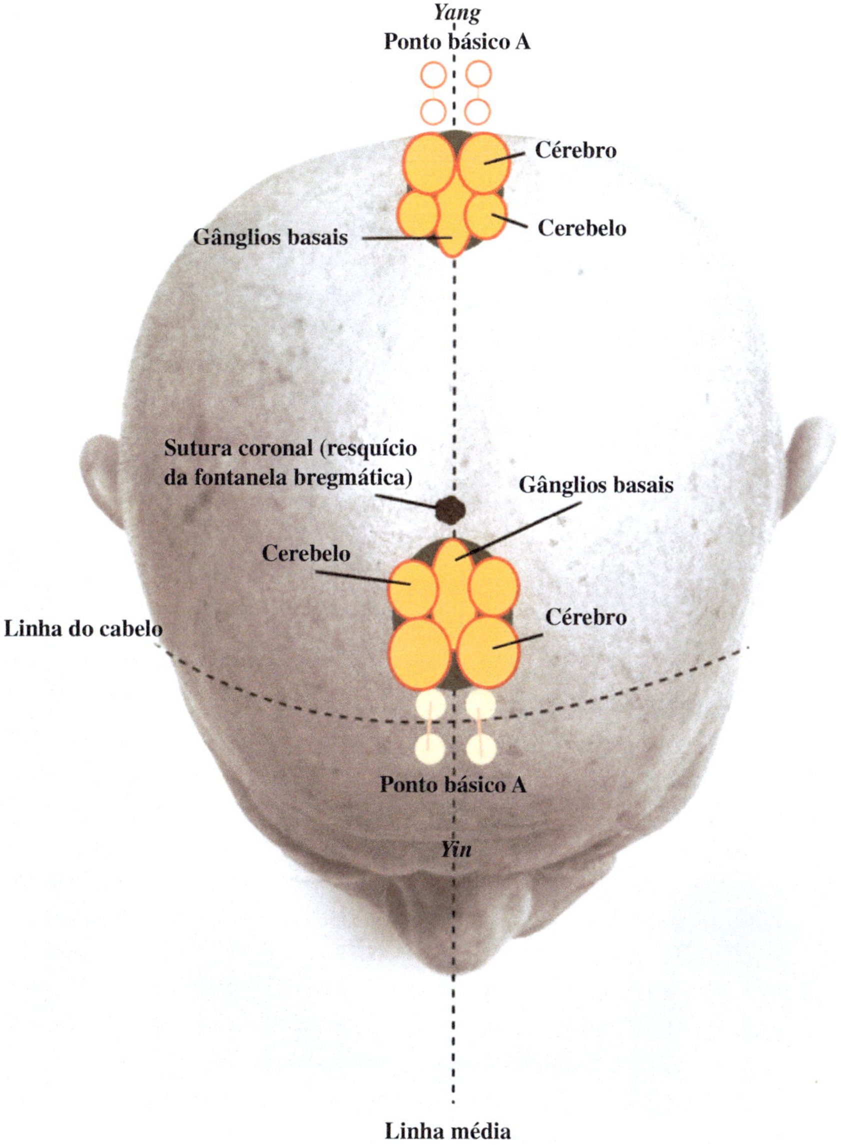

PONTOS BÁSICOS, PONTOS SENSORIAIS E PONTOS CEREBRAIS DA NOVA CRANIOPUNTURA DE YAMAMOTO – 51

Figura 3.35 – Pontos cerebrais da YNSA, vistos de cima, em comparação com pontos A. YNSA = Nova Acupuntura de Yamamoto (Yamamoto Neue Schädelakupunktur).

- Tonturas, vertigens.
- Distúrbios visuais, tinidos e afasias.
- Demência e Alzheimer.
- Epilepsia.
- Distúrbios do sono.
- Depressão e distúrbios psíquicos.
- E também dores crônicas, de longa duração.

Pacientes parkinsonianos devem ser sempre tratados bilateralmente.

Pacientes portadores de esclerose múltipla são quase sempre tratados por pontos *Yang* do cérebro. Mesmo assim, as zonas diagnósticas devem sempre ser testadas antes de se iniciar o tratamento.

Os pontos cerebrais da YNSA mostram-se presentes também nas zonas diagnósticas abdominal e cervical, como será visto mais adiante.

A experiência demonstrou que o tratamento das hemiplegias não depende da idade do paciente, mas sim do tempo decorrido desde o início do sangramento ou infarto e do tempo da instalação do déficit (Figs. 3.36 a 3.39).

O tratamento por acupuntura deveria se iniciar o mais precocemente possível. Enquanto a área de penumbra for reversível, o edema ali presente pode ser reduzido pela YNSA. Da mesma forma, por meio da YNSA, pode-se aspirar uma melhora no padrão irrigatório local.

No tratamento, a primeira coisa a ser feita é palpar as zonas diagnósticas. Pacientes hemiplégicos são quase sempre submetidos à acupuntura contralateral e muito raramente à acupuntura ipsolateral. As zonas diagnósticas são um bom elemento de aferição para que se tome a decisão correta na hora de escolher qual lado tratar inicialmente.

Em seguida, procura-se ter em mente uma imagem do cérebro, a qual deverá ser sobreposta à área escolhida. Feito isso, procede-se ao refinamento da busca pelo ponto

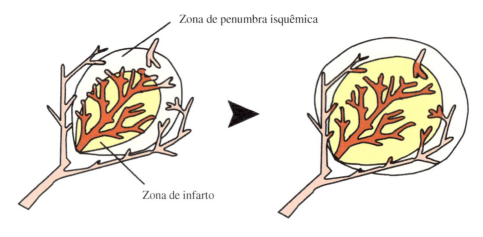

Figura 3.36

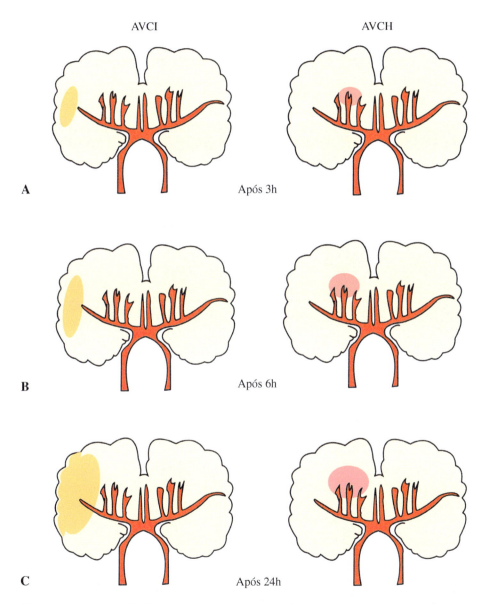

Figura 3.37 – (A–C) O desenho mostra a evolução de acidente vascular cerebral isquêmico (AVCI) e de acidente vascular cerebral hemorrágico (AVCH) no decorrer do tempo.

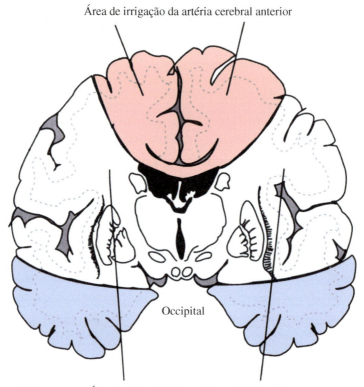

Frontal
Área de irrigação da artéria cerebral anterior

Occipital

Área de irrigação da artéria cerebral média

Figura 3.38 – Para tratamento de queixas e dores nas extremidades ou de hemiplegias indica-se a procura do *very point* levando-se em consideração o esquema, o qual mostra a somatotopia cerebral relativa a cada extremidade. Assim, deve-se lembrar que membros inferiores têm somatotopia frontal (*rosa*), ao passo que membros superiores têm somatotopia localizada na região média do cérebro (*branco*)*.

por meio de um teste de sensibilidade, levado a cabo por meio de pressão digital, ungueal ou por pressão da ponta romba da agulha. Ao se determinar o ponto com precisão, o tratamento poderá ser iniciado. Uma vez que, em geral, o paciente apresenta-se inconsciente após a ocorrência de um AVC, é vital para o acupunturista aprender a confiar na sensibilidade de seus dedos. Com um pouco de experiência, pode-se identificar o ponto como se fosse uma depressão ou elevação nodosa, da mesma maneira que acontece com todos os outros pontos da YNSA.

Um bom meio de o paciente contribuir para o tratamento de sua afecção crônica (como dor, hemiplegia, demência, insônia, etc.) é fazê-lo usar um pequeno instru-

---

* **N. do T.:** O autor sobrepôs o denominado "homúnculo de Penfield" aos territórios de irrigação vascular de cada artéria mencionada.

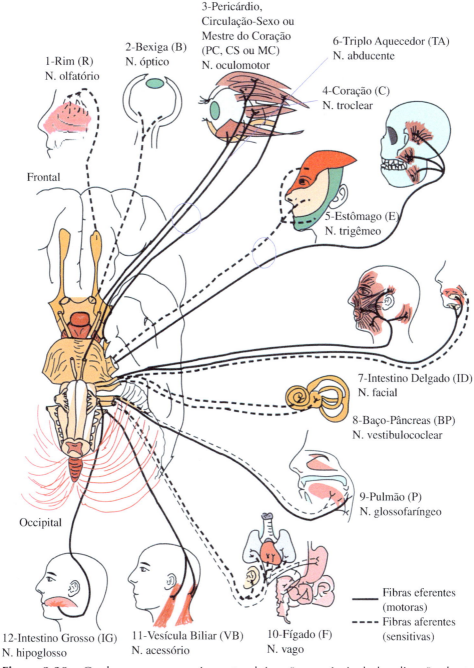

Figura 3.39 – Os doze nervos cranianos também são passíveis de localização dentro da somatotopia mencionada, o que pode ser de valia na determinação de distúrbios viscerais e orgânicos a eles associados. Nesse sentido, os nervos cranianos podem também ser uma boa explicação para os doze meridianos, os quais, até o presente momento, não foram demonstrados anatomicamente. N = nervo.

mento denominado *shumoshin* ("agulhas tão finas quanto fios de cabelo"), estimulando o ponto da YNSA previamente indicado pelo médico por 2min, três vezes ao dia. Trata-se de uma medida bastante valiosa, sobretudo quando o paciente encontra-se impossibilitado de comparecer ao médico com a frequência desejada (Figs. 3.40 e 3.41).

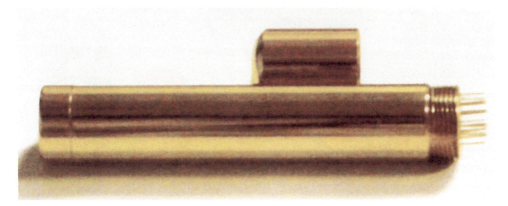

Figura 3.40 – *Shumoshin*.

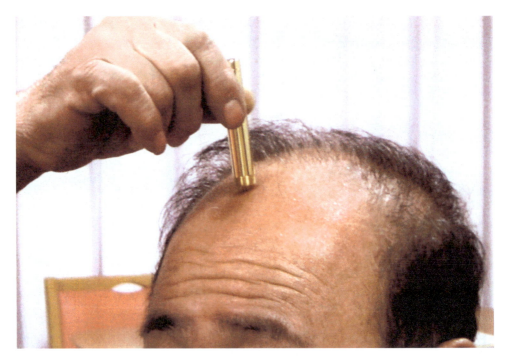

Figura 3.41 – *Shumoshin*: esse instrumento estimula o ponto sem causar dor, pois as pequenas agulhas se retraem assim que tocam a pele em decorrência de um mecanismo de molas.

Resumo dos Pontos Básicos, Pontos Sensoriais e Cerebrais da Nova Craniopuntura de Yamamoto

Os 11 pontos básicos da YNSA são usados preferencialmente para tratar disfunções motoras nervosas, tais como paralisias, hemiplegias e paraplegias, bem como dores e outros distúrbios funcionais do aparelho locomotor provocados por ferimentos, procedimentos cirúrgicos ou alterações patológicas do tipo tumores ou hérnias discais. O tratamento de distúrbios dos órgãos internos por meio dos pontos básicos é raro, embora não seja descartado.

Os quatro pontos sensoriais são utilizados para tratar disfunções, dores e processos alérgicos relacionados aos órgãos dos sentidos.

Existem, é claro, muitas outras indicações além das que foram dadas aqui para pontos básicos e pontos sensoriais, mas preferimos deixar tais indicações a critério dos respectivos médicos especialistas.

Pontos cerebrais ocupam um rol infindável de possíveis aplicações, o que já se poderia supor só pela quantidade de funções atribuíveis ao cérebro. Todavia, é difícil diferenciar, dentro do pequeno espaço relativo aos pontos cerebrais da YNSA, todas essas outras potenciais áreas menores de tratamento. Justamente por causa disso, é extremamente importante ter em mente sempre uma imagem do cérebro no momento em que se está escolhendo o ponto a ser tratado, a fim de melhorar a precisão de sua punção.

Pontos cerebrais e pontos que são relacionados à coluna vertebral fazem parte de um grupo de pontos da YNSA que tem uma zona correspondente de diagnóstico abdominal e cervical. Todos os demais pontos (básicos e sensoriais) não possuem relação conhecida com essas zonas de diagnóstico.

4

Pontos Y da Nova Craniopuntura de Yamamoto*

---

*   **N. do T.:** Em inglês: *Y-Points*; em alemão: *Y-Punkte*.

Há 12 pontos Y no crânio, os quais representam os órgãos internos e podem ser usados no tratamento deles. Tal fato, é claro, não quer dizer que sejam menos importantes na resolução de distúrbios cinéticos e motores ou de deficiências. Da mesma forma, dores com distribuição neuronal imprecisa, relacionadas a *stress* ou queixas de natureza psicossomática podem muito bem ser tratadas por tais pontos.

- 1 = Rim (R)
- 2 = Bexiga (B)
- 3 = Pericárdio, Circulação-Sexo ou Mestre do Coração (PC, CS ou MC)
- 4 = Coração (C)
- 5 = Estômago (E)
- 6 = Triplo Aquecedor (TA)
- 7 = Intestino Delgado (ID)
- 8 = Baço-Pâncreas (BP)
- 9 = Pulmão (P)
- 10 = Fígado (F)
- 11 = Vesícula Biliar (VB)
- 12 = Intestino Grosso (IG)

A numeração dos pontos Y apoia-se, atualmente (o que é uma novidade) nos pontos dos nervos cranianos (ver Cap. 7) (Fig. 4.1).

Extremamente pequenos, os pontos Y *Yin* reúnem-se de forma bastante densa na região temporal, junto à *fossa temporalis*.

Já os pontos Y *Yang* dispõem-se especularmente a partir do plano coronal, em direção occipital. Os pontos Y *Yang* do Rim e da Bexiga encontrar-se-ão, também, um pouco mais baixos que o esperado.

Os pontos Y apresentam, além do espelhamento usual entre *Yin* e *Yang*, um outro espelhamento mais acima, formando o que se chama de "*Yin* fraco" e "*Yang* fraco". Essas quatro áreas mencionadas terão como centro os pontos do coração (Figs. 4.2 a 4.6).

As duas áreas fracas de pontos Y raramente são utilizadas para tratamento, e não há qualquer regra condizente que determine de forma satisfatória suas indicações. Talvez, tais pontos possam ser empregados quando o tratamento envolvendo as outras regiões tenha se mostrado insuficiente.

Os pontos Y da Nova Craniopuntura de Yamamoto (YNSA – *Yamamoto Neue Schädelakupunktur*) não são apenas pontos de acupuntura. Na verdade, na restrita área em que se encontram, é possível ver toda a extensão de um meridiano. Talvez a isso, inclusive, se possa atribuir o rápido efeito obtido com o agulhamento desses pontos.

Afinal, é muito mais simples, rápido no efeito e econômico no tempo tratar um ponto Y da YNSA que utilizar vários pontos de acupuntura ao longo de um meridiano. Com isso não se quer dizer, porém, que não se pudesse ou não se devesse utilizar outros pontos de acupuntura associadamente.

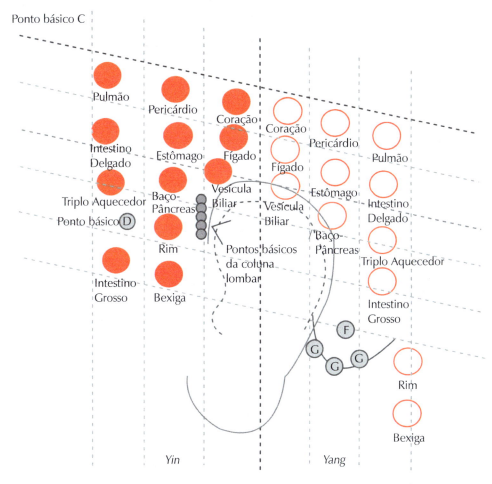

Figura 4.1 – Exposição ampliada dos pontos Y da Nova Craniopuntura de Yamamoto.

O mecanismo de ação de um ponto Y é, de certo modo, mais complexo que o de um ponto básico. Alguns conhecimentos e certa compreensão da matéria médica oriental são indispensáveis para seu uso.

A fim de garantir um tratamento eficaz e preciso por meio dos pontos Y, é obrigatório também o emprego dos diagnósticos abdominal e/ou cervical concomitantemente.

O sucesso terapêutico no emprego dos pontos Y depende fortemente desses diagnósticos. Distúrbios internos profundamente enraizados ou desequilíbrios, sejam de ordem psíquica ou somática, podem ser tratados por meio dos pontos Y.

Frequentemente, dores relacionadas a *stress* ou a distribuições anatômica e neurológica imprecisas (por exemplo, dores na região de nuca ou costas) podem ser mais bem tratadas por meio dos pontos Y da YNSA do que por meio dos pontos básicos (mesmo quando a indicação dos últimos tenha sido feita primeiramente).

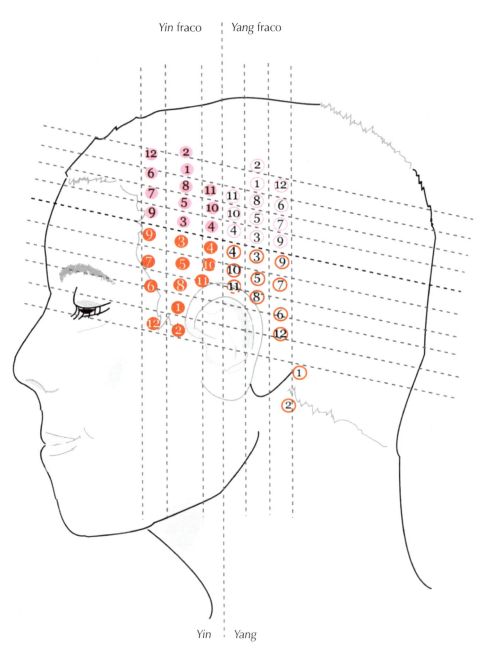

Figura 4.2 – 1 = Rim; 2 = Bexiga; 3 = Pericárdio; 4 = Coração; 5 = Estômago; 6 = Triplo Aquecedor; 7 = Intestino Delgado; 8 = Baço-Pâncreas; 9 = Pulmão; 10 = Fígado; 11 = Vesícula Biliar; 12 = Intestino Grosso.

PONTOS Y DA NOVA CRANIOPUNTURA DE YAMAMOTO - 63

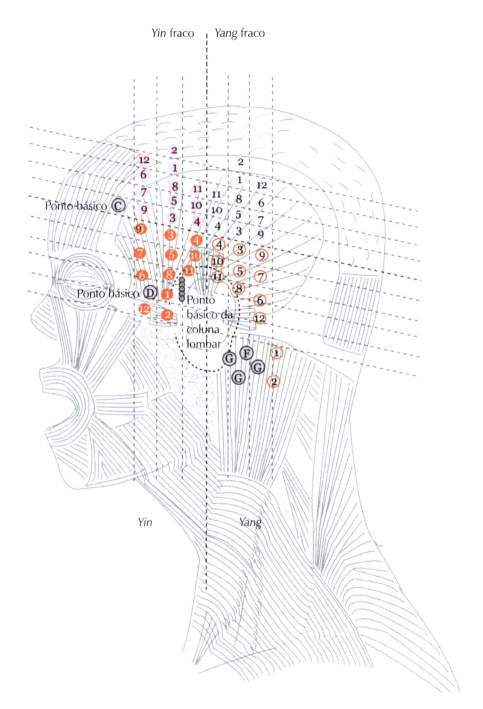

Figura 4.3 – Representação esquemática dos pontos Y e seu respectivo posicionamento sobre a musculatura. 1 = Rim; 2 = Bexiga; 3 = Pericárdio; 4 = Coração; 5 = Estômago; 6 = Triplo Aquecedor; 7 = Intestino Delgado; 8 = Baço-Pâncreas; 9 = Pulmão; 10 = Fígado; 11 = Vesícula Biliar; 12 = Intestino Grosso.

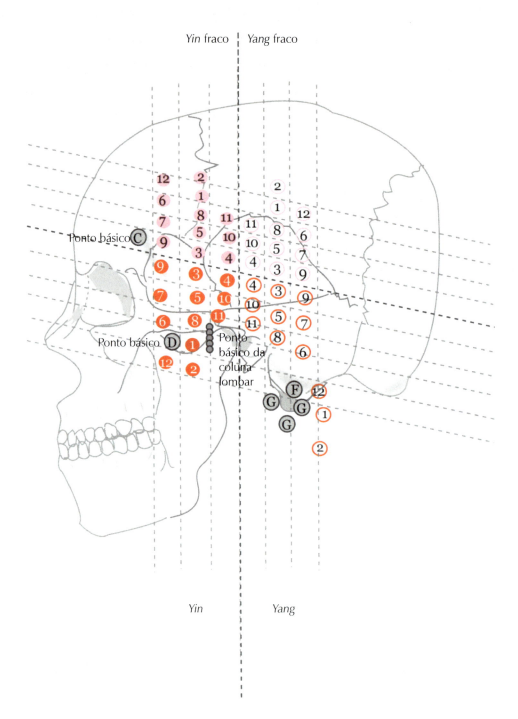

Figura 4.4 – Representação esquemática dos pontos Y e seu respectivo posicionamento sobre o crânio. 1 = Rim; 2 = Bexiga; 3 = Pericárdio; 4 = Coração; 5 = Estômago; 6 = Triplo Aquecedor; 7 = Intestino Delgado; 8 = Baço-Pâncreas; 9 = Pulmão; 10 = Fígado; 11 = Vesícula Biliar; 12 = Intestino Grosso.

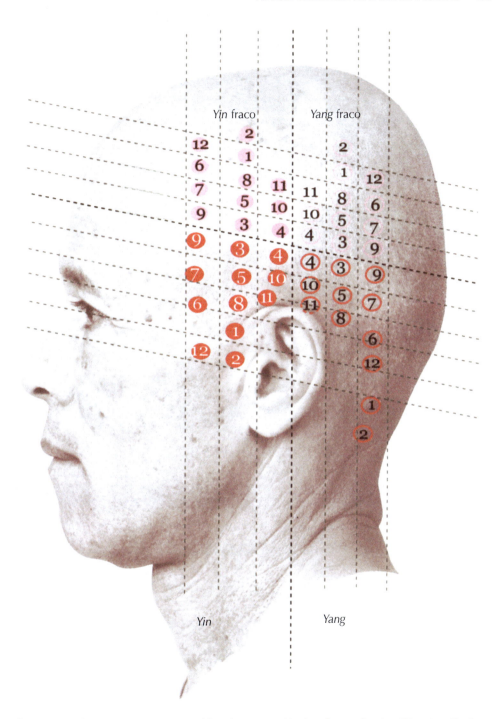

Figura 4.5 – Representação esquemática dos pontos Y sobre fotografia. 1 = Rim; 2 = Bexiga; 3 = Pericárdio; 4 = Coração; 5 = Estômago; 6 = Triplo Aquecedor; 7 = Intestino Delgado; 8 = Baço-Pâncreas; 9 = Pulmão; 10 = Fígado; 11 = Vesícula Biliar; 12 = Intestino Grosso.

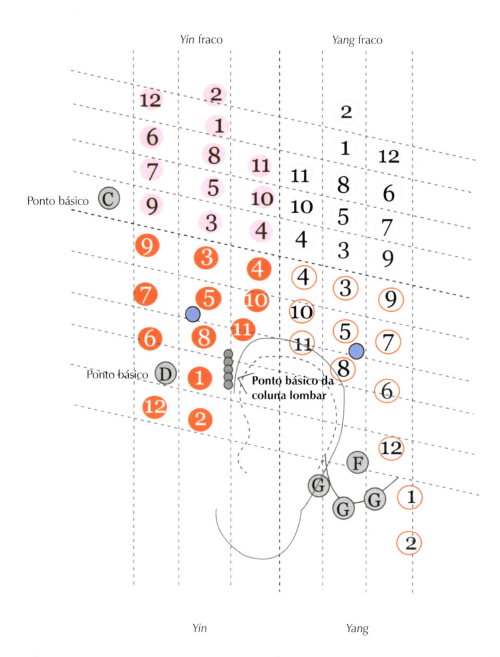

Figura 4.6 – 1 = Rim; 2 = Bexiga; 3 = Pericárdio; 4 = Coração; 5 = Estômago; 6 = Triplo Aquecedor; 7 = Intestino Delgado; 8 = Baço-Pâncreas; 9 = Pulmão; 10 = Fígado; 11 = Vesícula Biliar; 12 = Intestino Grosso.

Quando o tratamento de um paciente por meio dos pontos básicos não teve o sucesso esperado, pode-se eventualmente supor que a raiz do problema seja mais profunda do que inicialmente se imaginava. Nesses casos, pode-se fazer uso dos pontos Y. Isso acontece de maneira frequente em pacientes portadores de hemiplegias ou paraplegias.

A fim de melhorar a motricidade de um membro acometido em paciente hemiplégico, por exemplo, pode-se usar uma combinação do ponto básico C (extremidades superiores) com o ponto básico D (extremidades inferiores), obtendo-se bom resultado. Eventualmente, porém, o efeito obtido pode vir fraco ou insuficiente. Nesse caso, o passo seguinte seria testar as zonas de diagnóstico cervical ou abdominal, a fim de se procurar, por exemplo, uma sensibilidade maior à pressão na zona correspondente ao rim.

Acupuntura do ponto Y do Rim poderia trazer os efeitos desejados, ou seja, aqueles não obtidos pela terapia anterior. E o resultado viria não em razão do Rim doente, mas porque, nesse paciente em específico, há um desequilíbrio ao nível de tal sistema energético.

O tratamento do ponto ativo do Rim pode conduzir ao restabelecimento do equilíbrio energético do corpo como um todo. Tal fenômeno pode ocorrer também, é claro, com outros tipos de queixas e envolvendo outros tipos de pontos Y. Da mesma forma, é possível ter o envolvimento de mais pontos Y, e não só de um. Em razão disso, é sempre bom lembrar a importância capital de se testar as zonas diagnósticas antes, durante e ao fim de cada sessão.

Indicações dos Pontos Y

As indicações dos pontos Y englobam disfunções relacionadas a todos os órgãos internos. Todas as indicações feitas anteriormente para pontos básicos da YNSA, pontos sensoriais ou pontos cerebrais também valem para pontos Y. Além disso, todos os distúrbios de ordem psíquica, motora ou funcional podem ser tratados por esses pontos.

Pode-se praticamente dizer que existem possibilidades ilimitadas de tratamento para cada condição considerada reversível e para cada campo específico da medicina.

Eis aqui apenas alguns exemplos:

- Distúrbios do trânsito intestinal, tais como diarreia ou obstipação.
- Hérnia de hiato, diverticulite.
- Dores no peito, dispneia, hiperventilação, asma, *angina pectoris*, arritmias, taquicardia.
- Disfunções renais, cálculos renais, poliúria, hipertrofia da próstata.
- Hepatite, pancreatite, diabetes, colecistite e colelitíase.
- Cefaleias, enxaquecas migranosas, neuralgias do trigêmeo e paralisias faciais.
- Distúrbios cerebrais, tais como hemiplegias, paralisias, paralisias cerebrais e esclerose múltipla (EM).
- Os mais variados tipos de distúrbios cinéticos, dores cervicais, dores lombares (lombalgias) e coccígeas de diferentes etiologias, osteoporose.

Independentemente do fato de as manifestações anteriores serem, a princípio, gerais, a terapêutica envolvendo o uso dos pontos Y pode ainda ser levada para dentro de cada uma das especialidades médicas conhecidas.

Entre os pontos Y de Baço-Pâncreas e Estômago, encontram-se dois pontos extras para afasia (somente citados nesse espaço em razão de sua posição, a qual toma por referência os pontos Y). Na região anterior *Yin*, encontra-se o ponto da afasia de Broca*, e na região *Yang*, o ponto da afasia de Wernicke**.

---

*   **N. do T.:** Afasia motora ou de expressão.

**   **N. do T.:** Afasia sensitiva ou de compreensão.

5

Como Proceder na Prática

Aos que desejam fazer uso das técnicas da Nova Craniopuntura de Yamamoto (YNSA – *Yamamoto Neue Schädelakupunktur*), recomenda-se, a princípio, que se familiarizem com os pontos básicos, sensoriais e cerebrais, praticando-os à exaustão, antes de se decidirem por aplicar os pontos Y, os quais são mais complexos.

Os pontos básicos, sensoriais e cerebrais são mais fáceis de serem utilizados, pois cada ponto representa apenas uma porção específica do corpo. Não é necessário, por exemplo, que se tenha domínio completo dos diagnósticos abdominal e cervical para que possam ser empregados; muito embora, alguns dos pontos básicos e cerebrais também se encontrem representados em tais áreas diagnósticas.

É preciso que haja absoluta certeza quanto ao diagnóstico firmado. Assim, antes de iniciar o tratamento de acupuntura, é de suma importância estabelecer um diagnóstico médico correto. Acaso qualquer dúvida persista, não se deve temer lançar mão de exames complementares que ajudem nessa tarefa, como testes laboratoriais ou exames de imagem (raios X, ressonância magnética nuclear).

Em situações como infecções bacterianas, por exemplo, é bem possível que a aplicação da YNSA possa reduzir de forma substancial as dores decorrentes. Provavelmente, porém, não haverá como escapar dos antibióticos, muito embora a dose talvez possa ser menor que a empregada em casos em que a acupuntura não é associada.

O risco de se ter reações adversas e efeitos colaterais diminuirá quanto menores forem as doses empregadas do medicamento. Tal princípio de vantagem não é somente aplicável à YNSA, mas a todo tipo de acupuntura.

Outro campo de atuação da YNSA é como adjuvante à terapia oncológica. Nesse caso, sua aplicação parece ter apresentado boa resposta no controle das dores decorrentes dos processos neoplásicos, embora não consiga curar o câncer ou retardar seu crescimento. Porém, a YNSA pode elevar a sensibilidade subjetiva dos pacientes em relação ao bem-estar e ao equilíbrio. Tal fato pode ser de muita valia se imaginarmos que o reconhecimento retardado de algum problema, o adiamento de eventual cirurgia ou tratamento específico podem acabar prejudicando bastante o paciente e desfavorecendo o prognóstico de seu caso.

Não existem contraindicações diretas para se realizar qualquer tipo de tratamento com YNSA, mas é sempre bom ter cuidado com pacientes febris ou com aspecto externo por demais enfraquecido!

Como Localizar Pontos Básicos, Sensoriais e Cerebrais da Nova Craniopuntura de Yamamoto

Os pontos da YNSA podem ser encontrados por meio de um localizador de pontos ou outro instrumento qualquer destinado a esse uso. Em virtude da alta permeabilidade elétrica do crânio, porém, tal método não parece ser muito eficaz. Nesse caso, a sensibilidade da ponta de um dedo pode ser mais confiável.

Quando a queixa apresentada pelo paciente se encontra situada acima do diafragma, é recomendável que se palpe, antes de tudo, o ponto IG-4 (*Hegu*), a fim de determinar o lado mais sensível, pois este será o primeiro a ser tratado. Uma vez munido de bom conhecimento sobre a localização aproximada dos pontos básicos, sensoriais e cerebrais, bem como dos pontos Y, o próximo passo será tentar realizar a palpação do ponto no paciente por meio de movimentos circulares efetuados com a ponta do dedo ou com o polegar. Uma vez localizado, o ponto é marcado por uma pressão maior aplicada com o próprio dedo (ou, melhor dizendo, com a unha) sobre o local ou por meio da ponta romba da agulha. Isso tudo exige um pouco de treino, mas, com o tempo, todo esse procedimento poderá se dar de forma bem mais rápida e precisa.

Pela palpação é possível sentir, no ponto da YNSA, uma alteração de textura ou densidade local. Esse tipo de alteração pode ser percebido de formas diferentes por cada um. Pode, por exemplo, ser sentido como entalhe, nó, cordão ou colar de pérolas. O paciente também poderá confirmar maior sensibilidade, dor ou desconforto no local palpado.

Caso o paciente não seja dos mais compreensivos e não entenda exatamente o porquê de o médico ficar perdendo tanto tempo com a palpação do couro cabeludo quando seu problema é, na verdade, na coluna, é recomendável que se proceda também à palpação em volta do ponto doloroso. Da mesma forma, pode-se pesquisar um outro ponto próximo ou mesmo o próprio ponto, só que do outro lado, de modo a tornar inteligível ao paciente a razão de sua pesquisa (e mostrar-lhe que tais diferenças podem ser importantes para seu tratamento).

Após certa prática, a palpação se mostra, sem dúvida alguma, o método mais seguro e rápido de encontrar os pontos da YNSA.

Escolha do Lado a Ser Tratado

Normalmente, os pontos básicos e sensoriais são utilizados homolateralmente ao lado doente, com exceção de casos de hemiplegia, nos quais, na maioria das vezes, é o lado oposto que demanda tratamento.

O tratamento contralateral também é necessário ao se empregar pontos cerebrais, embora seja aconselhável, para pacientes com queixas ou limitações presentes acima do diafragma, pesquisar antes o ponto IG-4 (*Hegu*) bilateralmente em busca do lado mais sensível ou mais enrijecido. O lado mais sensível deverá ser sempre tratado em primeiro lugar. Em seguida, procede-se de novo à pesquisa da sensibilidade em IG-4, dos dois lados, para verificar se a reação mudou de lado com o tratamento ou não. Em caso afirmativo, continuidade deverá ser dada ao tratamento agulhando-se também esse lado. Tal fenômeno pode ocorrer em cerca de 15 a 20% dos pacientes.

Para o tratamento dos pontos Y, o procedimento correto é testar antes de tudo as zonas (ou áreas) de diagnóstico cervical ou abdominal dos dois lados. Para cada zona diagnóstica sensível, deve-se palpar o ponto Y correspondente e tratá-lo. Nova palpação da zona diagnóstica feita logo depois poderá atestar sobre a eficácia ou não do tratamento realizado. Tais zonas não deverão mais ser sensíveis após o posicionamento adequado da agulha no ponto Y correspondente. Esse procedimento deverá ser repetido até que não haja mais nenhum ponto sensível nessas zonas ou áreas diagnósticas.

As zonas diagnósticas abdominal ou cervical são imprescindíveis para a determinação dos pontos Y a serem empregados na terapia. Caso se tenha mais de uma zona diagnóstica alterada, entre elas as zonas de Rim ou Fígado, será necessário agulhar, antes de tudo, os pontos Y de Rim ou Fígado. O tratamento desses dois pontos importantíssimos poderá fazer desaparecer a sensibilidade que antes havia nos outros pontos. Nesse caso, agulhas adicionais serão não apenas desnecessárias, mas mesmo rejeitadas pelo próprio corpo do paciente.

Agulhas desnecessárias poderão, entre outras coisas, desencadear efeitos negativos!

Introdução da Agulha

Ao mesmo tempo em que um dos dedos se mantém sobre o ponto localizado da YNSA, o outro introduz a agulha um pouco à frente desse sítio, num ângulo em torno de 15º, avançando com ela até o local propriamente dito, bem abaixo do dedo (Fig. 5.1).

Uma vez alcançado o ponto, o paciente perceberá, dizendo coisas do tipo: "Senti uma espécie de choque elétrico", "Agora!" ou "Doeu".

Também o acupunturista será capaz de sentir, com um pouco de experiência, quando a agulha atingiu seu ponto correto. Tem-se a impressão de ela ter alcançado um certo espaço vazio, um buraco ou como se tivesse encontrado certa resistência, a qual é descrita como "cápsula". É necessário vencer essa resistência, a fim de encontrar o ponto contido no interior dessa "cápsula".

Em pacientes portadores de dores crônicas, pode-se sentir a obstrução da agulha, como se ela tivesse atingido uma espécie de banco de areia. O paciente, às vezes, relata inclusive ouvir isso.

Não faz diferença em que sentido a agulha é introduzida, se vem de cima, de baixo ou lateralmente. O importante é que a agulha atinja seu destino correto (Fig. 5.2).

Uma reação imediata deverá aparecer invariavelmente, mesmo que fraca. Caso ela não se faça presente, é possível tentar mudar um pouco a posição da agulha. Para tanto, ela não precisa ser retirada de todo. Pode-se tentar introduzi-la um pouco mais, retirá-la um pouco só ou mesmo mudar um pouco sua direção. Possivelmente, apenas meio milímetro ajudará. Com isso, a importância dos pontos da YNSA será visível.

Tipos de Agulha

Não há um tipo exclusivo ou específico de agulha. O que se recomenda é que se faça uso, de preferência, de agulhas de comprimento médio nº 5 (por exemplo, 0,25 × 40mm), esterilizadas, descartáveis e de aço inoxidável.

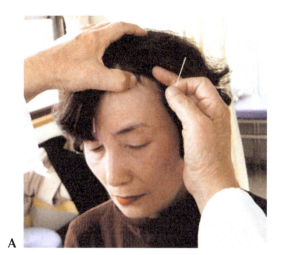

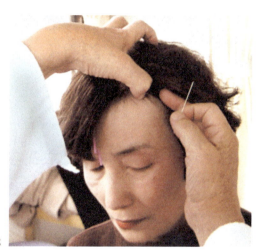

Figura 5.1 – (A–C) O local mais provável do ponto básico C da Nova Craniopuntura de Yamamoto deve ser pesquisado por meio de movimento rotatório do polegar feito de cima para baixo (A e B). O objetivo é localizar o ponto mais sensível. (C) Após encontrado o ponto mais sensível, ele é "fixado" com a ajuda do polegar. A agulha, introduzida pouco à frente do polegar, é conduzida por baixo dele até o ponto da Nova Craniopuntura de Yamamoto.

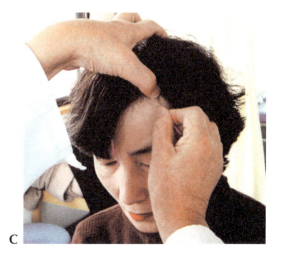

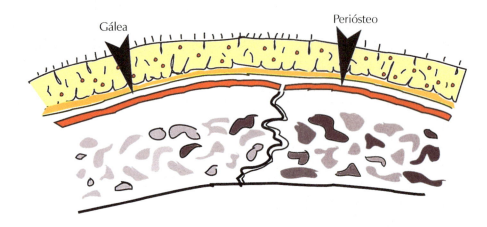

Figura 5.2 – A agulha é introduzida na gálea, entre fáscia e periósteo. Quando avança um pouco mais e chega ao periósteo, o paciente pode sentir fortes dores, as quais perduram após a retirada da agulha, muitas vezes até o dia seguinte.

Duração e Número de Sessões

Duração e número das sessões dependem muito da evolução de cada paciente.

Queixas de aparecimento agudo necessitam de um número limitado de sessões, geralmente curtas, durando em média de 20 a 30min, com ou sem eletroestimulação. O paciente pode aguardar sentado na sala de espera até que o tempo de permanência das agulhas tenha passado.

Queixas crônicas, tais como hemiplegias ou paraplegias, podem demandar um período maior de permanência das agulhas, o qual pode se estender por 1h ou mais *in situ*, com ou sem eletroestimulação. Vale lembrar que a fisioterapia responde melhor quando realizada com as agulhas ainda *in situ*.

Modalidades de Tratamento
Eletroestimulação

Estimulação elétrica dos pontos da YNSA pode ser instituída. O ajuste recomendado deve ficar em torno de 5 a 15Hz, 1.000 a 15.000mA ou ser regulado de acordo com a tolerância do paciente.

Foto ou Laserterapia, Super Lizer

Em vez de empregar agulhas, na YNSA é possível também fazer uso de *laser* ou raios luminosos (*Super Lizer*). Esse tipo de tratamento é instituído sobretudo em crianças, pacientes muito nervosos ou de idade avançada. No entanto, é preciso dizer que, com exceção de alguns casos agudos, o tratamento realizado com *laser* não é tão efetivo nem tão rápido quanto o tratamento realizado por meio de acupuntura. A direção dos raios deve ser sempre meio angulada, a fim de evitar ou reduzir a chance de reações fortes e súbitas.

Eletroestimulação Nervosa Transcutânea

Eletroestimulação nervosa transcutânea (TENS – *transkutane eletrische Nervens-timulierung*) pode também ser empregada. O impulso elétrico é ajustado ao nível de tolerância do paciente e mantido por 20min.

Shiatsu e Massagem

Shiatsu e massagem podem tanto ser aplicados diretamente sobre o ponto da YNSA quanto sobre o local afetado pela doença.

Injeções

Os pontos da YNSA podem ser infiltrados com pequenas quantidades de anestésico local ou soluções homeopáticas. No entanto, é necessário lembrar que, se por um lado tal conduta pode prolongar o efeito do tratamento, por outro pode precipitar o aparecimento de pequenos sangramentos, hematomas ou sensação de desconforto local. Outra possibilidade oferecida seria a realização de tratamento magnético.

> *Em si, a duração do problema, isto é, o tempo transcorrido desde sua instalação, e sua intensidade não são importantes. Em geral, a instituição precoce da terapia com YNSA pode levar a resultados melhores e mais rápidos; além disso, doenças ou queixas crônicas demandarão tratamentos mais longos.*
> *Casos agudos são frequentemente tratados numa única sessão com uma única agulha.**

Quando um tratamento usando os pontos da YNSA não se mostrar bem-sucedido, a melhor coisa a fazer é checar o posicionamento da agulha.

Milímetros podem fazer uma diferença considerável. Nesse sentido, muitas vezes basta que se faça uma pequena manipulação da agulha para corrigir sua posição, sendo desnecessária sua retirada completa. As agulhas não devem ser introduzidas até o periósteo. Quando, mesmo assim, não se obtiver resultado satisfatório, deve-se ponderar a possibilidade de instituir um tratamento utilizando-se os pontos Y da YNSA.

---

*   **N. do T.:** O que o autor quer dizer com tal afirmação é que não é tão importante se o paciente apresenta o problema há dois anos ou há dias, se a dor é forte ou de intensidade moderada. *Todos esses casos poderão ser tratados pela YNSA.* Por outro lado, deixa claro que quanto mais cedo se iniciar o tratamento, melhor; quanto mais crônico for o problema, mais demorada será a recuperação do paciente.

Terapia Magnética

Esse tipo de terapia é geralmente bem eficiente em casos simples, sobretudo quando se associam os pontos da YNSA à auriculopuntura.

YNSA pode ser associada a qualquer outro tipo de tratamento, caso este venha a ser necessário.

É aconselhável que se tome certo cuidado na primeira sessão de acupuntura. O paciente deveria ser tratado na maca, uma vez que o tratamento pode desencadear fortes reações, podendo ocorrer, ocasionalmente, tonturas, vertigens ou desmaios.

Caso o paciente esteja sendo tratado em pé ou sentado e ocorram tonturas, é indicado retirar-se a agulha imediatamente, deitando-o sem demora.

Assim que o paciente tiver vencido a primeira reação ou medo ao tratamento, ele pode se sentar ereto novamente, a fim de se dar continuidade ao tratamento.

Alguns pacientes passeiam com as agulhas na cabeça, aguardam com elas na sala de espera pelo fim da sessão ou se submetem à fisioterapia enquanto isso.

O agulhamento está contraindicado apenas em situações de febre alta ou extrema fraqueza.

Agulhas Permanentes

Acupuntura utilizando agulhas subcutâneas permanentes (ou de demora) trata paresias e espasmos (Fig. 5.3). Para tanto, utiliza-se a base articular do segundo dedo do pé como local de inserção, ficando a agulha* ali até que caia sozinha ou até que se tenha obtido o efeito desejado (Fig. 5.4).

Ao menor sinal de rubor local ou inflamação, deve-se retirar a agulha, cuidando, em seguida, da ferida.

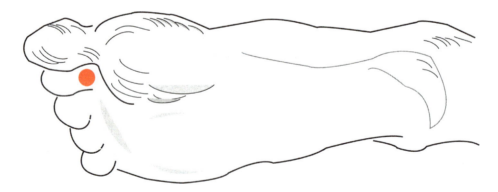

Figura 5.3 – Ponto antiespástico.

---

* **N. do T.:** No original, *Spike*, que significa "pequeno prego ou cravo".

COMO PROCEDER NA PRÁTICA – 77

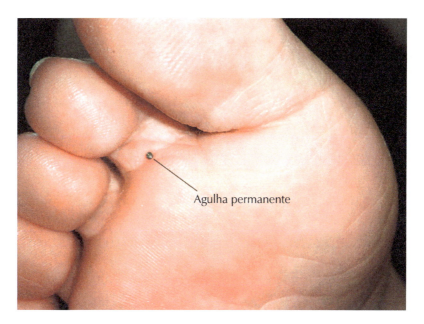

Figura 5.4

6

Diagnósticos Abdominal e Cervical da Nova Craniopuntura de Yamamoto

Diagnóstico Abdominal da Nova Craniopuntura de Yamamoto

Tanto o diagnóstico abdominal quanto o cervical são essenciais para determinar quais pontos da Nova Craniopuntura de Yamamoto (YNSA – *Yamamoto Neue Schädelakupunktur*) devem ser tratados.

O diagnóstico com base na palpação da parede abdominal foi empregado por muito tempo na medicina tradicional de China e Japão.

O abdome é capaz de nos mostrar áreas ou zonas, onde se projetam os órgãos internos. Essas zonas são funcionais e, em sua maioria, não apresentam relação anatômica direta com os órgãos aos quais se relacionam.

Na YNSA, essas zonas diagnósticas foram modificadas, e outras zonas novas foram acrescentadas para que a adequação fosse perfeita.

Existem 12 zonas de teste na região abdominal, uma para cada um dos 12 pontos Y da YNSA. Há algum tempo foram também identificadas zonas diagnósticas relacionadas aos pontos básicos e cerebrais. As zonas diagnósticas relacionadas aos pontos básicos representam as colunas cervical, torácica, lombar, sacral e coccígea. As zonas encontram-se bilateralmente à linha média e em torno do umbigo. Já as zonas de teste cerebrais situam-se junto ao processo xifoide.

No abdome, todas essas regiões de teste são bem delimitadas e de razoável tamanho. Assim, elas podem ser facilmente identificadas em doenças, disfunções ou desequilíbrios que acometem o organismo. Há seguramente uma relação entre zonas de diagnóstico abdominal e cervical, e entre meridiano e ponto da YNSA, embora não seja visível e nem claramente detectável.

Quando uma sensibilidade maior é identificada no abdome, ela também é perceptível no diagnóstico cervical. Do ponto de vista diagnóstico, não é importante qual a zona utilizada preferencialmente (se abdominal ou cervical). Na prática, porém, deve-se ressaltar que para o paciente a pesquisa cervical é melhor, pois demanda menos tempo e é mais cômoda, já que ele não precisa se despir para ser examinado.

Sob a perspectiva do médico, o diagnóstico abdominal é melhor, a começar pelo fato de as zonas de palpação serem maiores.

Toda a extensão de um meridiano encontra-se contida dentro de um ponto Y respectivo. Qualquer ponto da acupuntura clássica pertencente a um meridiano pode ser tratado pelo ponto Y.

Depois de realizado tratamento por meio do ponto Y, a hipersensibilidade da zona diagnóstica correspondente não deve mais existir, isto é, ela deve ter sido neutralizada por esse tratamento (em outras palavras, se o agulhamento tiver sido feito de modo correto, a sensibilidade, a qual se encontrava aumentada, agora estará normal).

Não sendo esse o caso, deve-se proceder (conforme já descrito antes) à suave mobilização da agulha, até que se encontre sua posição ideal (sem que para isso seja necessário retirá-la).

Os diagnósticos abdominal e cervical da YNSA podem também ser empregados de forma bem-sucedida em associação com acupuntura tradicional chinesa e auriculopuntura. Da mesma forma, podem inclusive ser utilizados para testar a tolerância do paciente a determinados medicamentos.

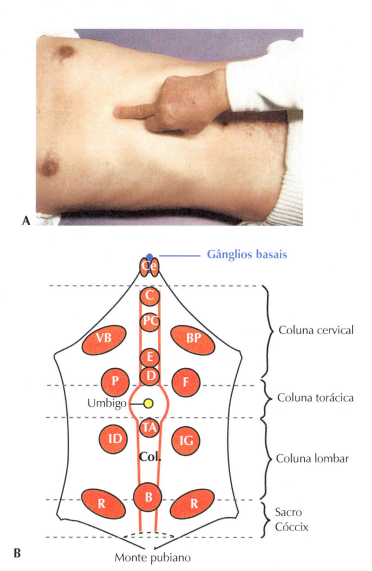

Figura 6.1 – (A e B) Diagnóstico abdominal da Nova Craniopuntura de Yamamoto. O ponto dos gânglios basais (azul) situa-se, no diagnóstico abdominal, junto ao processo xifoide, entre as áreas referentes ao cérebro e ao cerebelo. B = Bexiga; BP = Baço-Pâncreas; C = Coração; Ce = Cérebro; Col. = coluna vertebral; D = Duodeno; E = Estômago; F = Fígado; ID = Intestino Delgado; IG = Intestino Grosso; P = Pulmão; PC = Pericárdio; R = Rim; TA = Triplo Aquecedor; VB = Vesícula Biliar.

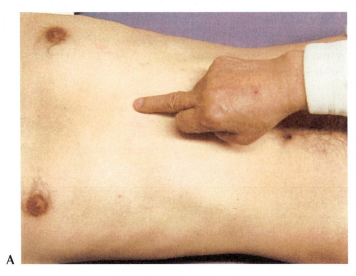

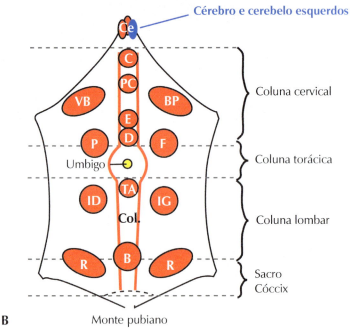

Figura 6.2 – (*A* e *B*) Diagnóstico abdominal da Nova Craniopuntura de Yamamoto. As áreas diagnósticas referentes ao cérebro e ao cerebelo (*azul*) encontram-se ipsolaterais ao cérebro, não sendo aqui mostradas separadas uma da outra por motivo técnico, uma vez que a diferença entre elas, na foto, passaria despercebida ao leitor. O cérebro encontra-se na parte mais inferior dessa área, ao passo que o cerebelo se localiza na parte superior. B = Bexiga; BP = Baço-Pâncreas; C = Coração; Ce = Cérebro; Col. = coluna vertebral; D = Duodeno; E = Estômago; F = Fígado; ID = Intestino Delgado; IG = Intestino Grosso; P = Pulmão; PC = Pericárdio; R = Rim; TA = Triplo Aquecedor; VB = Vesícula Biliar.

DIAGNÓSTICOS ABDOMINAL E CERVICAL DA NOVA CRANIOPUNTURA DE YAMAMOTO – 83

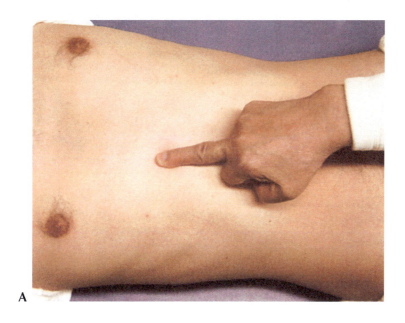

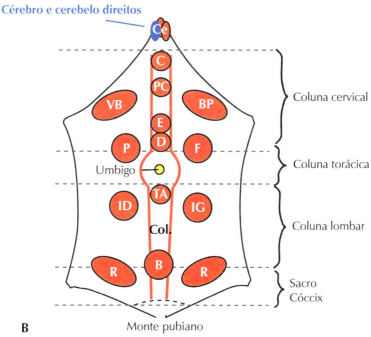

Figura 6.3 – (A e B) Diagnóstico abdominal da Nova Craniopuntura de Yamamoto. A área correspondente ao cérebro e cerebelo direitos (*azul*) encontra-se ao lado do processo xifoide, logo abaixo do arco costal. B = Bexiga; BP = Baço-Pâncreas; C = Coração; Ce = Cérebro; Col. = coluna vertebral; D = Duodeno; E = Estômago; F = Fígado; ID = Intestino Delgado; IG = Intestino Grosso; P = Pulmão; PC = Pericárdio; R = Rim; TA = Triplo Aquecedor; VB = Vesícula Biliar.

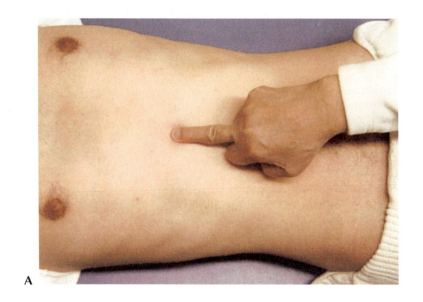

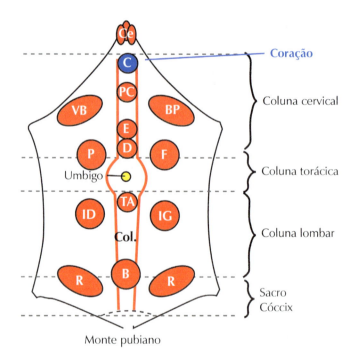

Figura 6.4 – (A e B) Diagnóstico abdominal da Nova Craniopuntura de Yamamoto. A área diagnóstica do Coração (*azul*) encontra-se mais ou menos no quarto superior, entre área do cérebro e cicatriz umbilical. B = Bexiga; BP = Baço-Pâncreas; C = Coração; Ce = Cérebro; Col. = coluna vertebral; D = Duodeno; E = Estômago; F = Fígado; ID = Intestino Delgado; IG = Intestino Grosso; P = Pulmão; PC = Pericárdio; R = Rim; TA = Triplo Aquecedor; VB = Vesícula Biliar.

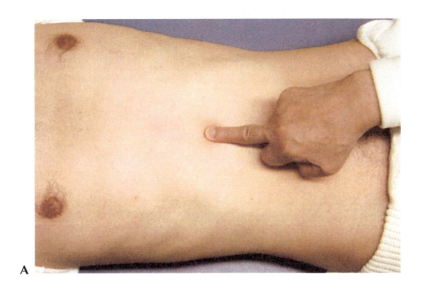

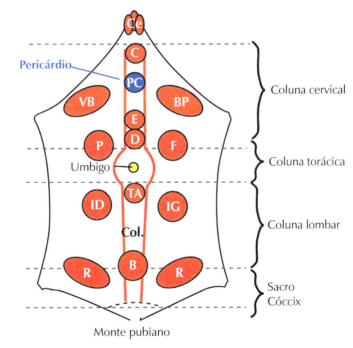

Figura 6.5 – (A e B) Diagnóstico abdominal da Nova Craniopuntura de Yamamoto. A área diagnóstica do Pericárdio (*azul*) localiza-se cerca de 1 cm abaixo da área do coração. B = Bexiga; BP = Baço-Pâncreas; C = Coração; Ce = Cérebro; Col. = coluna vertebral; D = Duodeno; E = Estômago; F = Fígado; ID = Intestino Delgado; IG = Intestino Grosso; P = Pulmão; PC = Pericárdio; R = Rim; TA = Triplo Aquecedor; VB = Vesícula Biliar.

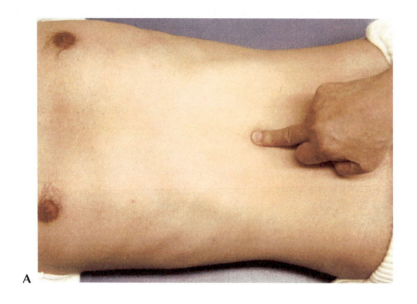

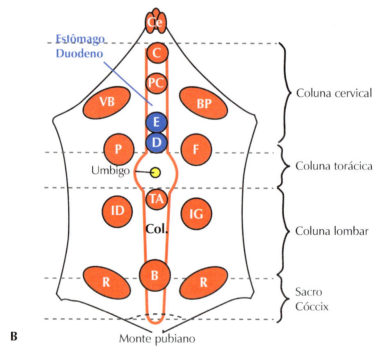

Figura 6.6 – (A e B) Diagnóstico abdominal da Nova Craniopuntura de Yamamoto. A área diagnóstica do Estômago (*azul*) encontra-se cerca de 5cm acima do umbigo. Logo abaixo, conectando-se a ela, encontra-se a área duodenal. B = Bexiga; BP = Baço-Pâncreas; C = Coração; Ce = Cérebro; Col. = coluna vertebral; D = Duodeno; E = Estômago; F = Fígado; ID = Intestino Delgado; IG = Intestino Grosso; P = Pulmão; PC = Pericárdio; R = Rim; TA = Triplo Aquecedor; VB = Vesícula Biliar.

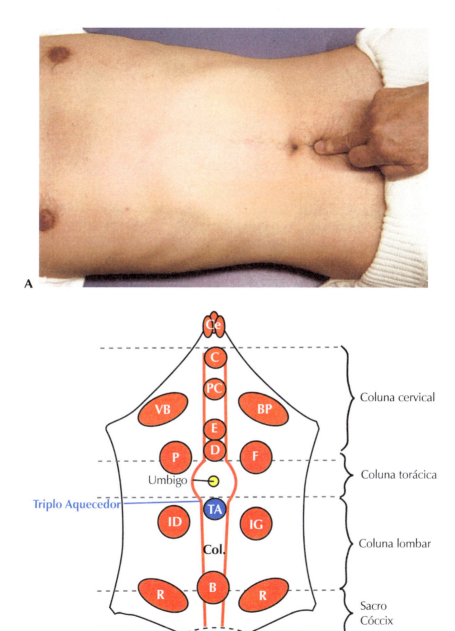

Figura 6.7 – (A e B) Diagnóstico abdominal da Nova Craniopuntura de Yamamoto. A área diagnóstica do Triplo Aquecedor (*em azul*) está situada mais ou menos 1 a 2cm abaixo do umbigo. B = Bexiga; BP = Baço-Pâncreas; C = Coração; Ce = Cérebro; Col. = coluna vertebral; D = Duodeno; E = Estômago; F = Fígado; ID = Intestino Delgado; IG = Intestino Grosso; P = Pulmão; PC = Pericárdio; R = Rim; TA = Triplo Aquecedor; VB = Vesícula Biliar.

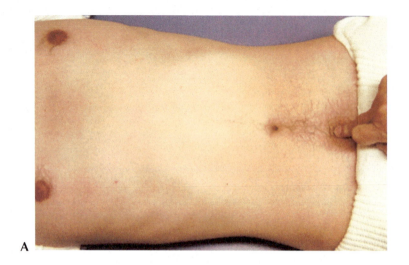

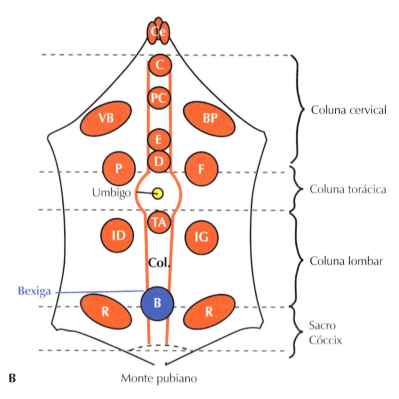

Figura 6.8 – (A e B) Diagnóstico abdominal da Nova Craniopuntura de Yamamoto. A área diagnóstica da Bexiga (*azul*) encontra-se cerca de 2 a 3cm acima do monte pubiano. B = Bexiga; BP = Baço-Pâncreas; C = Coração; Ce = Cérebro; Col. = coluna vertebral; D = Duodeno; E = Estômago; F = Fígado; ID = Intestino Delgado; IG = Intestino Grosso; P = Pulmão; PC = Pericárdio; R = Rim; TA = Triplo Aquecedor; VB = Vesícula Biliar.

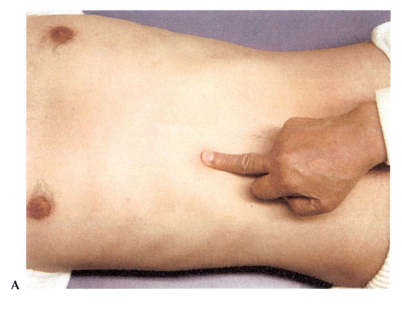

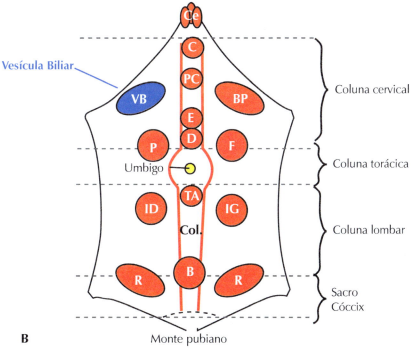

Figura 6.9 – (*A* e *B*) Diagnóstico abdominal da Nova Craniopuntura de Yamamoto. A área diagnóstica da Vesícula Biliar (*azul*) encontra-se um pouco inferior ao rebordo costal direito do paciente. B = Bexiga; BP = Baço-Pâncreas; C = Coração; Ce = Cérebro; Col. = coluna vertebral; D = Duodeno; E = Estômago; F = Fígado; ID = Intestino Delgado; IG = Intestino Grosso; P = Pulmão; PC = Pericárdio; R = Rim; TA = Triplo Aquecedor; VB = Vesícula Biliar.

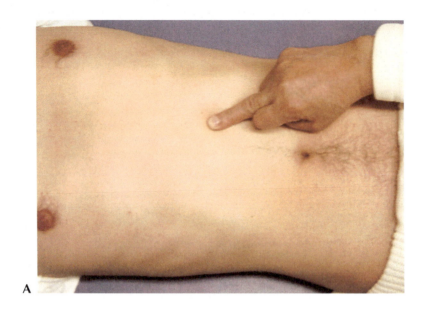

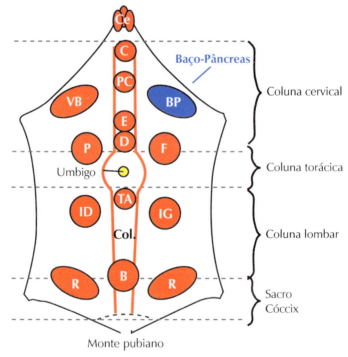

Figura 6.10 – (A e B) Diagnóstico abdominal da Nova Craniopuntura de Yamamoto. A área diagnóstica do Baço-Pâncreas (*em azul*) encontra-se do lado esquerdo do paciente, um pouco inferior ao rebordo costal. B = Bexiga; BP = Baço-Pâncreas; C = Coração; Ce = Cérebro; Col. = coluna vertebral; D = Duodeno; E = Estômago; F = Fígado; ID = Intestino Delgado; IG = Intestino Grosso; P = Pulmão; PC = Pericárdio; R = Rim; TA = Triplo Aquecedor; VB = Vesícula Biliar.

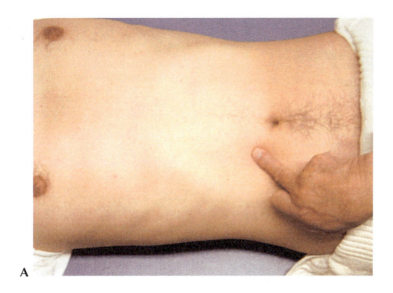

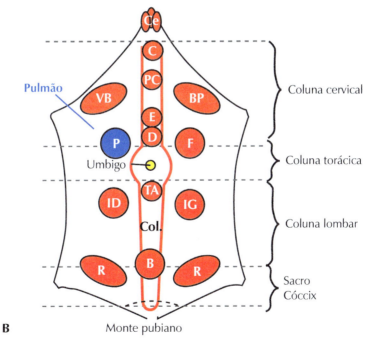

Figura 6.11 – (*A* e *B*) Diagnóstico abdominal da Nova Craniopuntura de Yamamoto. A área diagnóstica do Pulmão (*em azul*) encontra-se à direita do paciente, no terço inferior de uma linha imaginária inclinada em torno de 40°, unindo o umbigo ao rebordo costal do mesmo lado (lembrando que os dois lobos pulmonares são representados por essa mesma e única área diagnóstica). B = Bexiga; BP = Baço-Pâncreas; C = Coração; Ce = Cérebro; Col. = coluna vertebral; D = Duodeno; E = Estômago; F = Fígado; ID = Intestino Delgado; IG = Intestino Grosso; P = Pulmão; PC = Pericárdio; R = Rim; TA = Triplo Aquecedor; VB = Vesícula Biliar.

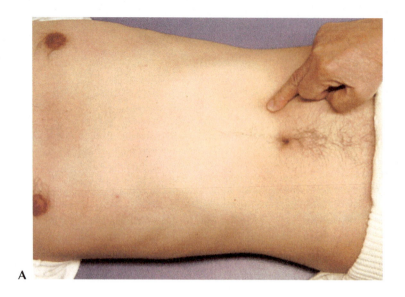

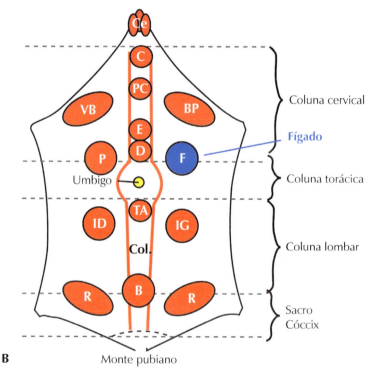

Figura 6.12 – (A e B) Diagnóstico abdominal da Nova Craniopuntura de Yamamoto. A área diagnóstica do Fígado (em azul) encontra-se do lado esquerdo do paciente, exatamente paralela à área do pulmão. B = Bexiga; BP = Baço-Pâncreas; C = Coração; Ce = Cérebro; Col. = coluna vertebral; D = Duodeno; E = Estômago; F = Fígado; ID = Intestino Delgado; IG = Intestino Grosso; P = Pulmão; PC = Pericárdio; R = Rim; TA = Triplo Aquecedor; VB = Vesícula Biliar.

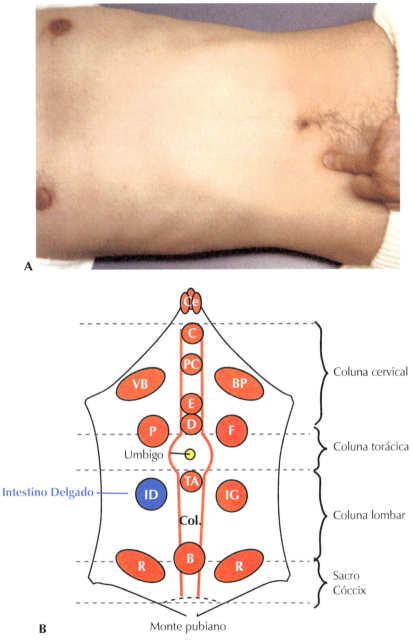

Figura 6.13 – (A e B) Diagnóstico abdominal da Nova Craniopuntura de Yamamoto. A área diagnóstica do Intestino Delgado (*em azul*) encontra-se à direita do paciente, sobre uma linha imaginária inclinada em torno de 40°, inferior em relação ao umbigo. B = Bexiga; BP = Baço-Pâncreas; C = Coração; Ce = Cérebro; Col. = coluna vertebral; D = Duodeno; E = Estômago; F = Fígado; ID = Intestino Delgado; IG = Intestino Grosso; P = Pulmão; PC= Pericárdio; R = Rim; TA = Triplo Aquecedor; VB = Vesícula Biliar.

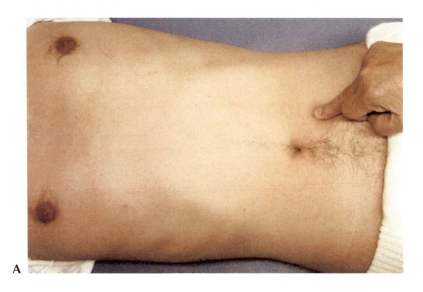

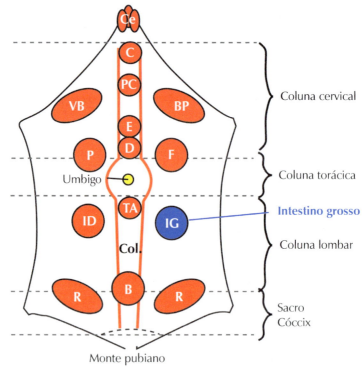

Figura 6.14 – (A e B) Diagnóstico abdominal da Nova Craniopuntura de Yamamoto. A área diagnóstica do Intestino Grosso (*em azul*) situa-se paralelamente à área do Intestino Delgado, do lado esquerdo do paciente. B = Bexiga; BP = Baço-Pâncreas; C = Coração; Ce = Cérebro; Col. = coluna vertebral; D = Duodeno; E = Estômago; F = Fígado; ID = Intestino Delgado; IG = Intestino Grosso; P = Pulmão; PC = Pericárdio; R = Rim; TA = Triplo Aquecedor; VB = Vesícula Biliar.

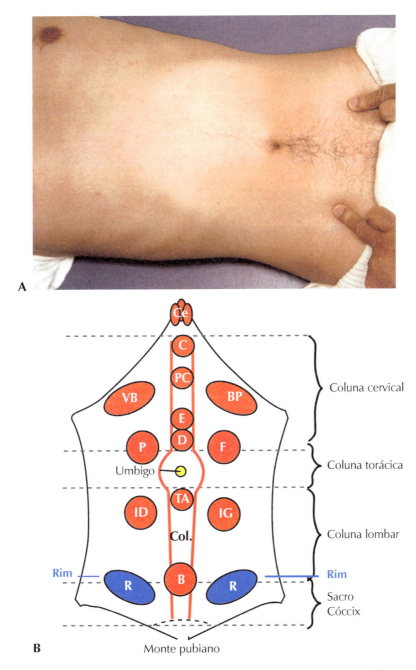

Figura 6.15 – (*A e B*) Diagnóstico abdominal da Nova Craniopuntura de Yamamoto. As áreas diagnósticas relativas aos Rins (*azul*) encontram-se bilaterais à Bexiga, na região inguinal. B = Bexiga; BP = Baço-Pâncreas; C = Coração; Ce = Cérebro; Col. = coluna vertebral; D = Duodeno; E = Estômago; F = Fígado; ID = Intestino Delgado; IG = Intestino Grosso; P = Pulmão; PC = Pericárdio; R = Rim; TA = Triplo Aquecedor; VB = Vesícula Biliar.

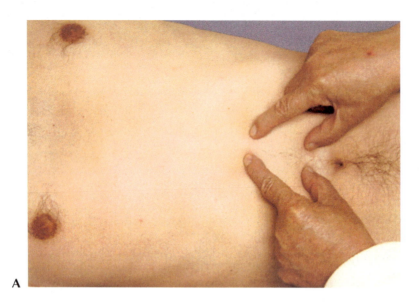

A

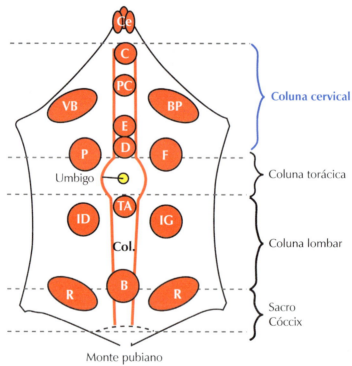

B

Figura 6.16 – (*A* e *B*) Diagnóstico abdominal da Nova Craniopuntura de Yamamoto. A área diagnóstica da coluna cervical (*azul*) se estende bilateralmente ao longo da linha média, desde a área do Coração até a região epigástrica. B = Bexiga; BP = Baço-Pâncreas; C = Coração; Ce = Cérebro; Col. = coluna vertebral; D = Duodeno; E = Estômago; F = Fígado; ID = Intestino Delgado; IG = Intestino Grosso; P = Pulmão; PC = Pericárdio; R = Rim; TA = Triplo Aquecedor; VB = Vesícula Biliar.

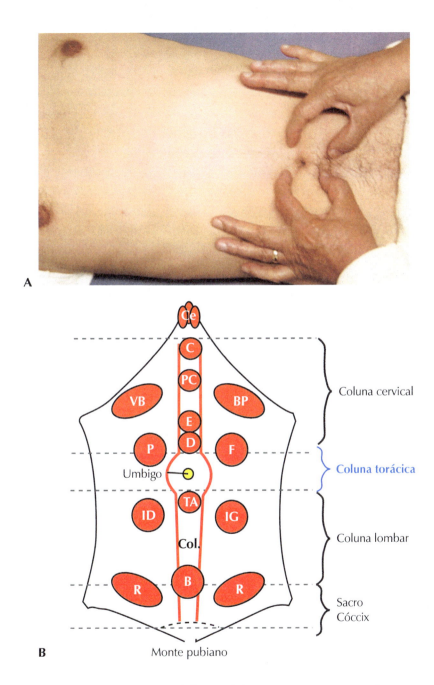

Figura 6.17 – (A e B) Diagnóstico abdominal da Nova Craniopuntura de Yamamoto. A área diagnóstica correspondente à coluna torácica (*azul*) distribui-se de forma circular em torno do umbigo, entre as áreas do Duodeno e do Triplo Aquecedor (TA). B = Bexiga; BP = Baço-Pâncreas; C = Coração; Ce = Cérebro; Col. = coluna vertebral; D = Duodeno; E = Estômago; F = Fígado; ID = Intestino Delgado; IG = Intestino Grosso; P = Pulmão; PC = Pericárdio; R = Rim; TA = Triplo Aquecedor; VB = Vesícula Biliar.

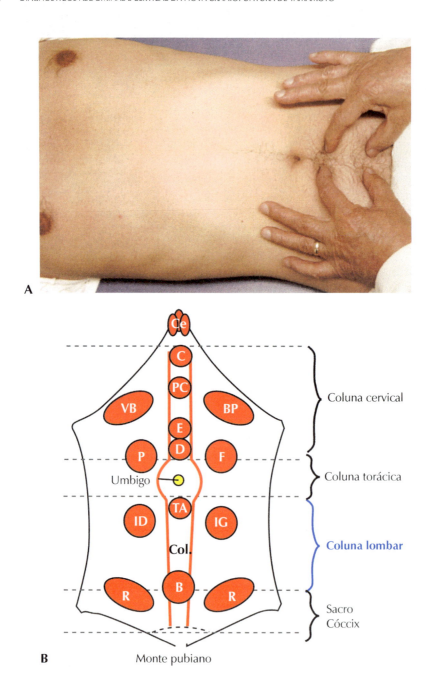

Figura 6.18 – (*A* e *B*) Diagnóstico abdominal da Nova Craniopuntura de Yamamoto. A área diagnóstica correspondente à coluna lombar (*azul*) estende-se bilateralmente ao longo da linha média, desde a área do Triplo Aquecedor até a área da Bexiga. B = Bexiga; BP = Baço-Pâncreas; C = Coração; Ce = Cérebro; Col. = coluna vertebral; D = Duodeno; E = Estômago; F = Fígado; ID = Intestino Delgado; IG = Intestino Grosso; P = Pulmão; PC = Pericárdio; R = Rim; TA = Triplo Aquecedor; VB = Vesícula Biliar.

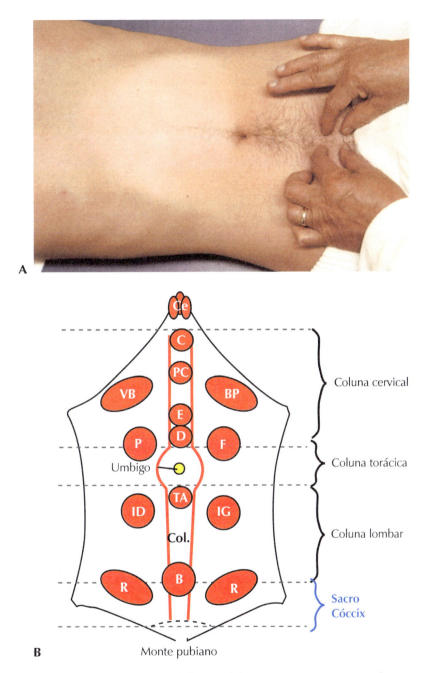

Figura 6.19 – (*A* e *B*) Diagnóstico abdominal da Nova Craniopuntura de Yamamoto. As áreas diagnósticas correspondentes aos ossos sacro e cóccix (*azul*) constituem-se num prolongamento da área lombar na região púbica. B = Bexiga; BP = Baço-Pâncreas; C = Coração; Ce = Cérebro; Col. = coluna vertebral; D = Duodeno; E = Estômago; F = Fígado; ID = Intestino Delgado; IG = Intestino Grosso; P = Pulmão; PC = Pericárdio; R = Rim; TA = Triplo Aquecedor; VB = Vesícula Biliar.

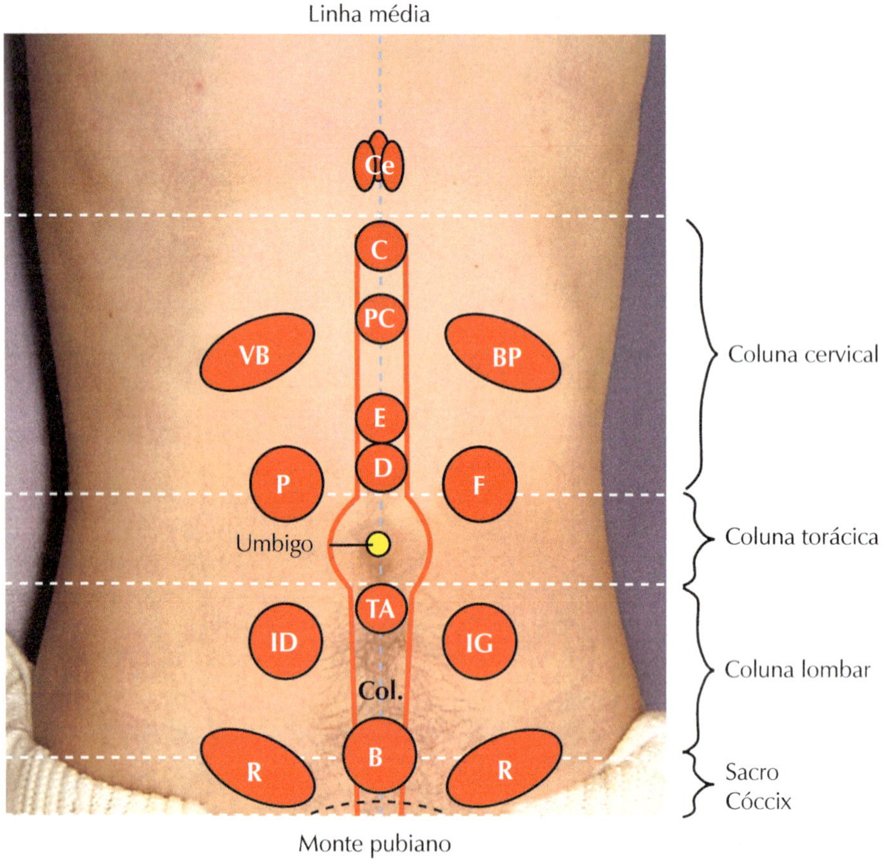

Figura 6.20 – Diagnóstico abdominal da Nova Craniopuntura de Yamamoto. B = área da Bexiga; BP = área do Baço-Pâncreas; C = área do Coração; Ce = área cerebral; Col. = área da coluna vertebral; D = área do Duodeno; E = área do Estômago; F = área do Fígado; ID = área do Intestino Delgado; IG = área do Intestino Grosso; P = área do Pulmão; PC = área do Pericárdio; R = área do Rim; TA = área do Triplo Aquecedor; VB = área da Vesícula Biliar.

Diagnóstico Cervical da Nova Craniopuntura de Yamamoto

Naturalmente, as zonas diagnósticas cervicais são menores que as abdominais. Além disso, são também um pouco mais difíceis de aprender, uma vez que a posição do dedo examinador e a pressão a ser exercida variam de ponto para ponto. Algumas zonas são superficiais, encontram-se junto da borda de um músculo ou situam-se até mesmo uma parte debaixo dele. No início seria interessante palpar primeiro a área diagnóstica abdominal e depois sua área correspondente no pescoço, a fim de testar a capacidade de identificar as zonas cervicais (Figs. 6.21 a 6.35).

O procedimento rotineiro na pesquisa das zonas diagnósticas abdominal e cervical é descrito a seguir.

Todas as zonas ou regiões diagnósticas em abdome e/ou pescoço são examinadas em busca de eventual aumento da sensibilidade, enrijecimento ou intumescimento local.

De acordo com esse achado, o correspondente ponto Y da YNSA ou o ponto do nervo craniano é localizado e agulhado (ver Cap. 7).

Feito isso, checa-se de novo a região diagnóstica, a fim de verificar a eficácia do agulhamento (se o ponto escolhido foi correto e se a agulha se encontra na posição correta ou não).

Sensibilidade local aumentada e endurecimento verificados na zona diagnóstica antes do agulhamento deverão desaparece, se a agulha tiver atingido sua posição correta.

Se a agulha não estiver em sua posição correta, ela poderá ser manipulada um pouco, mudando-se sua direção ou profundidade. Para tanto, não é necessária sua retirada. A continuidade da pesquisa das zonas diagnósticas abdominal ou cervical poderá revelar eventualmente novos pontos a serem tratados.

Se isso acontecer, a agulha deverá ser introduzida no novo ponto, testando-se a zona diagnóstica logo em seguida. O procedimento deverá ser repetido até que nenhuma zona diagnóstica seja mais identificável ou palpável patologicamente.

Se mais de uma zona diagnóstica for encontrada com alteração e se uma delas for a zona diagnóstica do Rim ou do Fígado, a primeira coisa a fazer é essas áreas, agulhando seus respectivos pontos (ponto Y do Rim ou ponto Y do Fígado, conforme o caso). Agindo dessa maneira, outras áreas que se encontravam alteradas poderão ser neutralizadas por meio dessa conduta, dispensando seu agulhamento (pelo menos nessa sessão).

Quando não houver mais zonas diagnósticas alteradas, o paciente será capaz de perceber uma melhora.

Quando o paciente é portador de queixa ou estado patológico agudo, ocasionalmente uma só sessão de acupuntura é suficiente, muitas vezes sendo seu efeito bastante duradouro (ver Cap. 11).

Já quando a doença é crônica, mesmo que seja referida apenas uma pequena alteração positiva no quadro, ela deverá ser levada em consideração como sinal de melhora. Evidentemente, outras sessões estarão indicadas.

A princípio, é muito difícil dizer o número de sessões necessárias para se efetuar um tratamento. Nos pacientes portadores de doenças crônicas, a sensação de benefício será sempre mais e mais perceptível. Por conta desse efeito cumulativo, as sessões poderão ser espaçadas com o tempo.

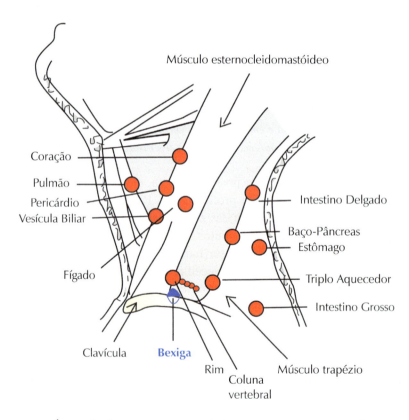

Figura 6.21 – Áreas de diagnóstico cervical da Nova Craniopuntura de Yamamoto. A área diagnóstica da Bexiga (*azul*) encontra-se discretamente "escondida" atrás da clavícula. Já a área diagnóstica da coluna vertebral, acima, se estende posteriormente (na sequência: colunas lombar, torácica e cervical e cérebro) em relação à área do Rim, à qual é contígua.

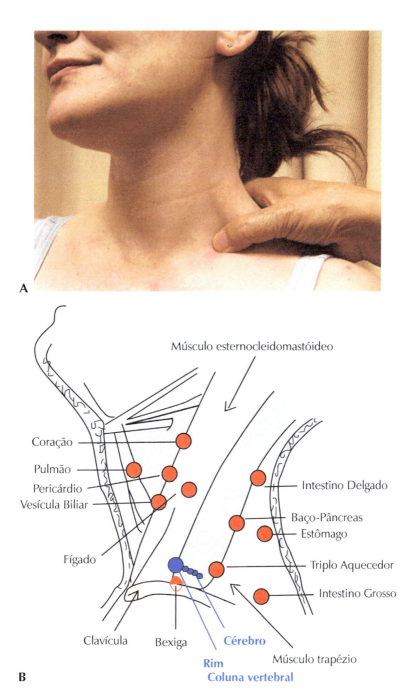

Figura 6.22 – (A e B) Áreas de diagnóstico cervical da Nova Craniopuntura de Yamamoto. A área diagnóstica do Rim (*azul*) localiza-se junto à borda posterior do músculo esternocleidomastóideo, acima da clavícula. As áreas diagnósticas de coluna vertebral e cérebro podem ser vistas também nessa figura, estendendo-se contígua e posteriormente à área do Rim.

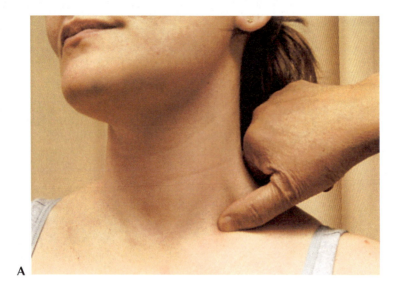
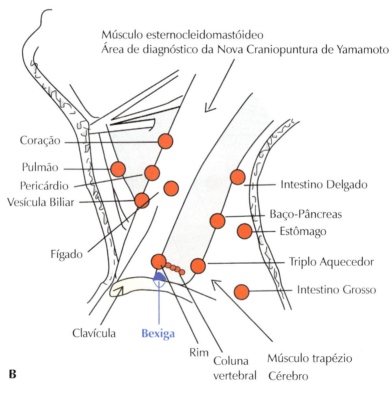

Figura 6.23 – (A e B) Áreas de diagnóstico cervical da Nova Craniopuntura de Yamamoto. A área diagnóstica da Bexiga (azul) encontra-se abaixo da área diagnóstica do Rim, parcialmente escondida pela clavícula. Para palpar, é preciso exercer certa pressão junto à borda posterior desse osso.

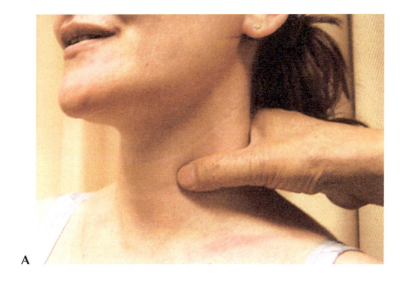

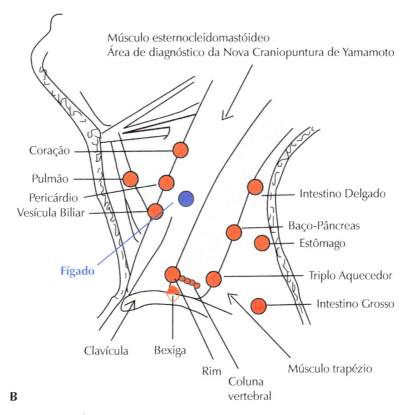

Figura 6.24 – (A e B) Áreas de diagnóstico cervical da Nova Craniopuntura de Yamamoto. A área diagnóstica do Fígado (*azul*) encontra-se sobre o músculo esternocleidomastóideo, podendo ser localizada com bastante facilidade por meio de um mero movimento de vaivém com o polegar.

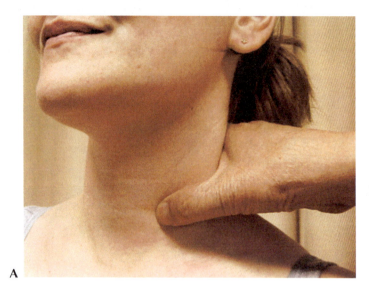
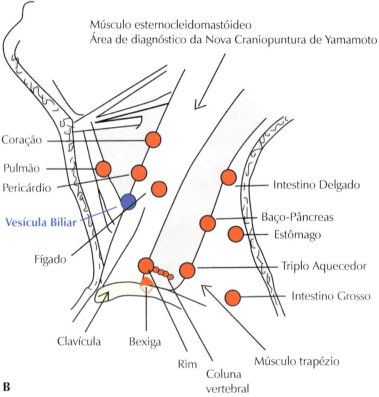

Figura 6.25 – (A e B) Áreas de diagnóstico cervical da Nova Craniopuntura de Yamamoto. A área da Vesícula Biliar (*azul*) situa-se um pouco inferior à área do Fígado, na borda anterior do músculo esternocleidomastóideo. Sua identificação somente é possível por meio de pressão mais forte sobre a borda do músculo.

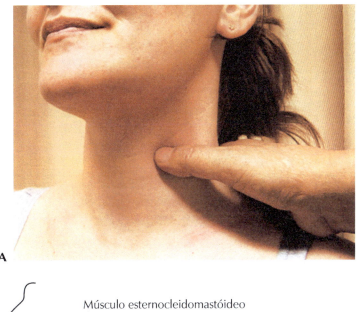
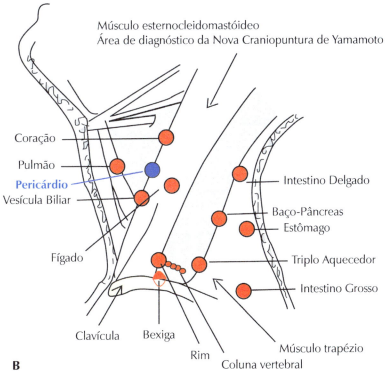

Figura 6.26 – (A e B) Áreas de diagnóstico cervical da Nova Craniopuntura de Yamamoto. A área diagnóstica do Pericárdio (azul) está situada na mesma linha oblíqua em que área da Vesícula Biliar, só que um pouco mais acima e, para ser identificada, precisa também ser pressionada com um pouco mais de força contra a parede anterior do músculo, a exemplo do que ocorre com a Vesícula Biliar.

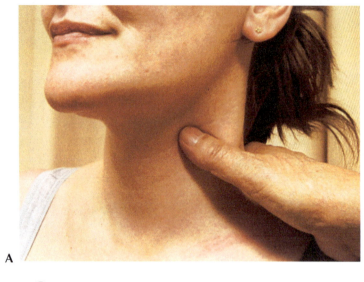

A

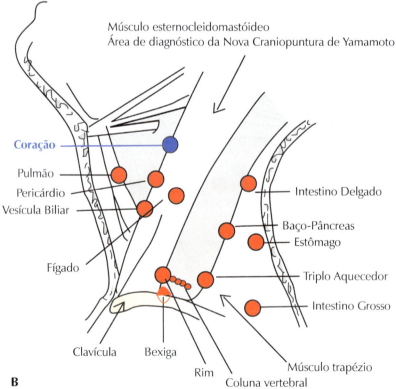

B

Figura 6.27 – (A e B) Áreas de diagnóstico cervical da Nova Craniopuntura de Yamamoto. A área do Coração (*azul*) encontra-se no mesmo plano oblíquo que contém as áreas de Vesícula Biliar e Pericárdio, um pouco acima desta última e, semelhante ao que ocorre com elas, para sua localização necessita de pressão sobre a borda do músculo.

DIAGNÓSTICOS ABDOMINAL E CERVICAL DA NOVA CRANIOPUNTURA DE YAMAMOTO — 109

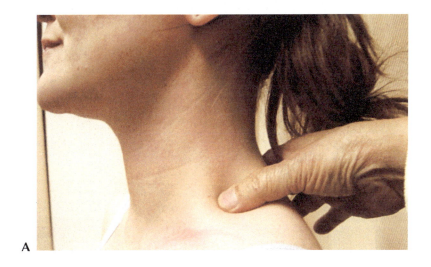

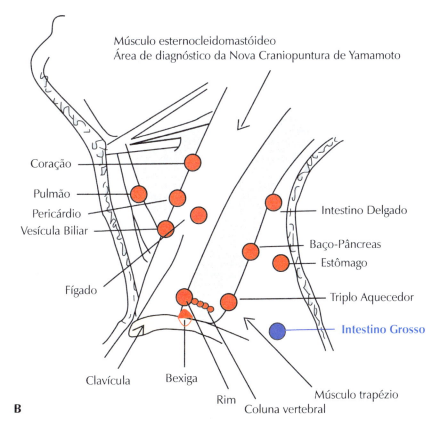

Figura 6.28 – (A e B) Áreas de diagnóstico cervical da Nova Craniopuntura de Yamamoto. A área diagnóstica do Intestino Grosso (*azul*) está situada mais ou menos no meio do músculo trapézio.

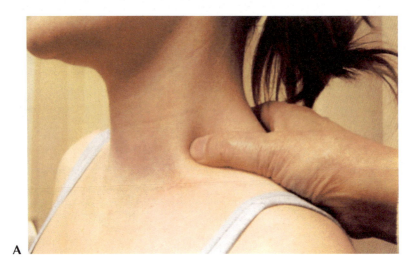

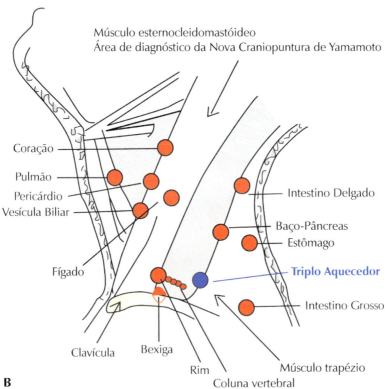

Figura 6.29 – (A e B) Áreas de diagnóstico cervical da Nova Craniopuntura de Yamamoto. A área diagnóstica do Triplo Aquecedor (*azul*) está situada anteriormente em relação à área do Intestino Grosso, junto à borda interna do músculo trapézio. Em virtude disso, também será necessária uma pressão um pouco maior contra a borda do músculo, a fim de se localizar com precisão a área.

DIAGNÓSTICOS ABDOMINAL E CERVICAL DA NOVA CRANIOPUNTURA DE YAMAMOTO – 111

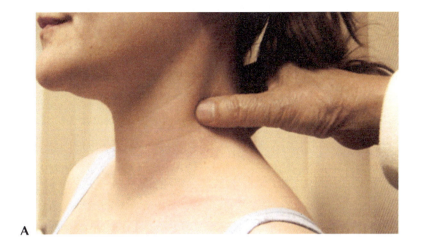

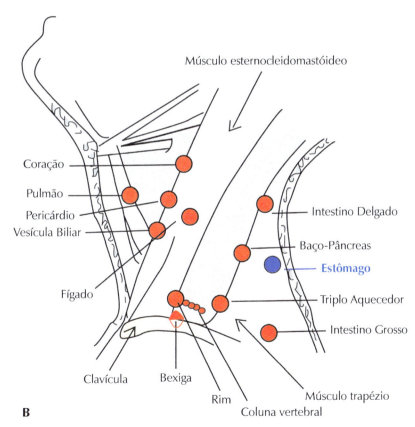

Figura 6.30 – (A e B) Áreas de diagnóstico cervical da Nova Craniopuntura de Yamamoto. A área diagnóstica do Estômago (*azul*) se encontra no meio do músculo trapézio, acima da área relacionada ao Intestino Grosso, podendo facilmente ser detectada por meio de leve pressão exercida sobre o músculo.

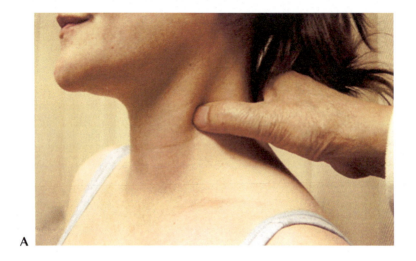

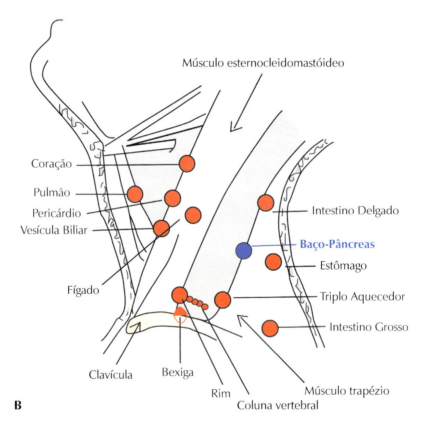

Figura 6.31 – (*A* e *B*) Áreas de diagnóstico cervical da Nova Craniopuntura de Yamamoto. A área diagnóstica do Baço-Pâncreas (*azul*) se encontra acima da área relacionada ao Triplo Aquecedor, na borda anterior do músculo trapézio. A fim de palpá-lo, deve-se fazer apenas leve pressão contra a borda anterior desse músculo.

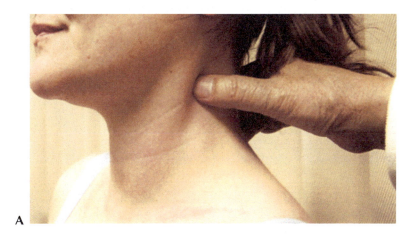

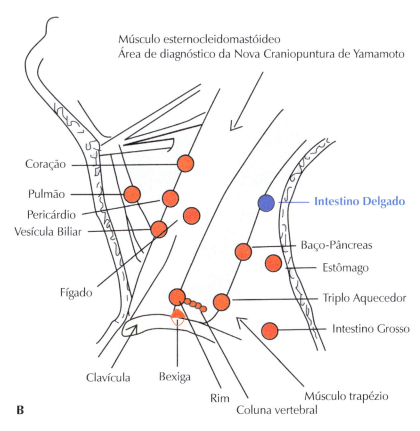

Figura 6.32 – (A e B) Áreas de diagnóstico cervical da Nova Craniopuntura de Yamamoto. A área diagnóstica do Intestino Delgado (*azul*) encontra-se no mesmo plano oblíquo das áreas de Baço-Pâncreas e Triplo Aquecedor; constitui-se na mais alta das áreas situadas ao nível da borda anterior do músculo trapézio. Leve pressão exercida sobre a borda do músculo será suficiente para palpá-la com sucesso.

114 – DIAGNÓSTICOS ABDOMINAL E CERVICAL DA NOVA CRANIOPUNTURA DE YAMAMOTO

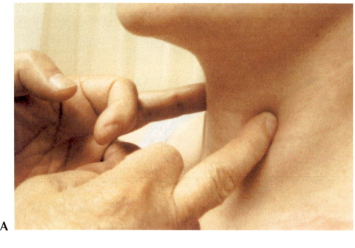

A

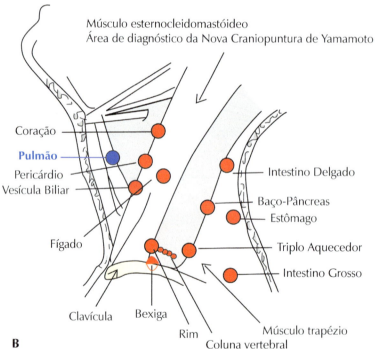

B

Figura 6.33 – (A e B) Áreas de diagnóstico cervical da Nova Craniopuntura de Yamamoto. A área diagnóstica do Pulmão se encontra bilateral à cartilagem tireóidea, sendo mais bem palpada de forma simultânea (isto é, as duas ao mesmo tempo)*.

---

* **N. do T.:** No original alemão, a palavra mencionada como ponto de referência é *Kehlkopf*, que significa laringe. No entanto, o tradutor achou por bem utilizar o mesmo termo encontrado na versão inglesa deste livro, que é "cartilagem tireóidea", por ser essa identificável à anatomia de superfície, ao contrário do que sucede com a laringe. No fundo, a localização é a mesma e, na fotografia que acompanha o esquema, fica evidente o emprego, pelo próprio autor, dessa referência.

DIAGNÓSTICOS ABDOMINAL E CERVICAL DA NOVA CRANIOPUNTURA DE YAMAMOTO - 115

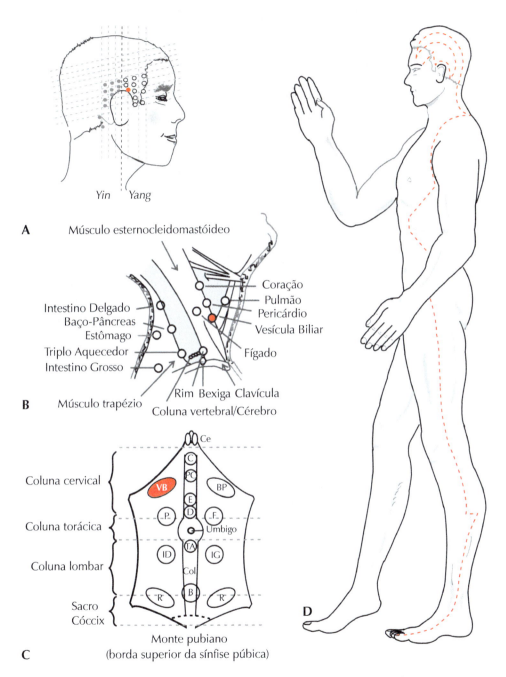

Figura 6.34 – (A–D) Cada ponto Y representa uma respectiva área diagnóstica, juntamente com seu meridiano e com todos os pontos nele contidos. Tem-se como exemplo o ponto Y-VB (ponto Y da Vesícula Biliar). B = Bexiga; BP = Baço-Pâncreas; C = Coração; Ce = Cérebro; Col. = coluna vertebral; D = Duodeno; E = Estômago; F = Fígado; ID = Intestino Delgado; IG = Intestino Grosso; P = Pulmão; PC = Pericárdio; R = Rim; TA = Triplo Aquecedor; VB = Vesícula Biliar.

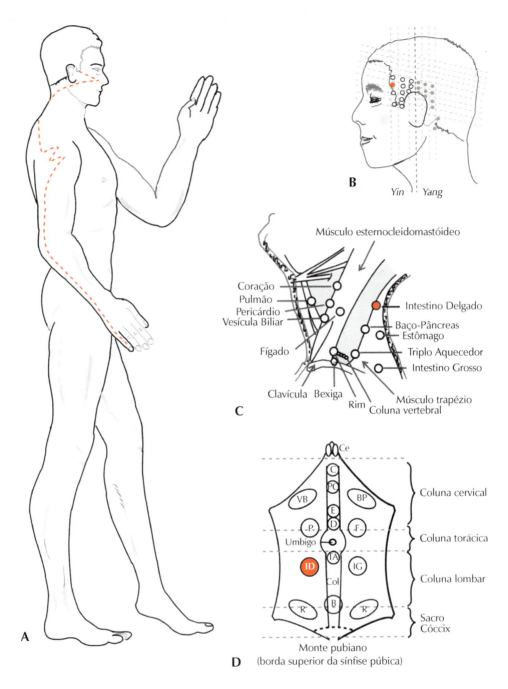

Figura 6.35 – (A–D) O ponto Y-ID (Ponto Y do Intestino Delgado) influencia todas as áreas assinaladas *em vermelho*. B = Bexiga; BP = Baço-Pâncreas; C = Coração; Ce = Cérebro; Col. = coluna vertebral; D = Duodeno; E = Estômago; F = Fígado; ID = Intestino Delgado; IG = Intestino Grosso; P = Pulmão; PC = Pericárdio; R = Rim; TA = Triplo Aquecedor; VB = Vesícula Biliar.

7

Pontos dos Nervos Cranianos da Nova Craniopuntura de Yamamoto

Das descobertas mais recentes a enriquecer a Nova Craniopuntura de Yamamoto (YNSA – *Yamamoto Neue Schädelakupunktur*), talvez nenhuma pareça tão significativa como a dos 12 pontos dos nervos cranianos. Esses pontos, que mais lembram um pequeno cordão de pérolas, se estendem em sequência linear em direção dorsal, do ponto básico A até a altura do ponto *Du Mai*-20/*Du Mai*-21 (VG-20/VG-21). A distância entre o primeiro ponto craniano e o último (o 12º) compreende mais ou menos 6 a 8cm. Semelhante ao que sucede com os outros pontos (os pontos Y, por exemplo), a pesquisa diagnóstica prévia em nível abdominal ou cervical poderá orientar, por meio da sensibilidade aumentada à pressão ou do enrijecimento local, a aplicação das agulhas na terapia dos nervos cranianos. Assim, após o agulhamento do ponto do nervo craniano relacionado à zona ou área diagnóstica em desequilíbrio (e, portanto, dolorida ou enrijecida), essa alteração deverá desaparecer. Os pontos Y parieto-temporais[*] da YNSA são atualmente numerados em consenso com os pontos dos nervos cranianos (ver Caps. 3 e 4).

Pontos dos nervos cranianos e suas correspondências (Fig. 7.1):

- Rim = nervo olfatório = ponto olfatório.
- Bexiga = nervo óptico = ponto óptico.
- Pericárdio = nervo oculomotor = ponto oculomotor.
- Coração = nervo troclear = ponto troclear.
- Estômago = nervo trigêmeo = ponto trigêmeo.
- Triplo Aquecedor = nervo abducente = ponto abducente.
- Intestino Delgado = nervo facial = ponto facial.
- Baço-Pâncreas = nervo vestibulococlear = ponto vestibulococlear.
- Pulmão = nervo glossofaríngeo = ponto glossofaríngeo.
- Fígado = nervo vago = ponto vago.
- Vesícula Biliar = nervo acessório = ponto acessório.
- Intestino Grosso = nervo hipoglosso = ponto hipoglosso.

Supõe-se, com um certo grau de consistência, de que pontos dos nervos cranianos e meridianos estabelecem uma estreita relação entre si. Em contraposição ao que se verifica com os pontos Y da YNSA, nos quais o atingir do local certo pela agulha vem geralmente acompanhado da menção de dor pelo paciente, a punção dos pontos dos nervos cranianos em geral não costuma ser tão desconfortável assim.

---

[*] **N. do T.:** O termo temporal foi acrescido por conta do tradutor, o qual optou por fazer essa associação a fim de tornar mais precisa a área de localização dos pontos Y da YNSA.

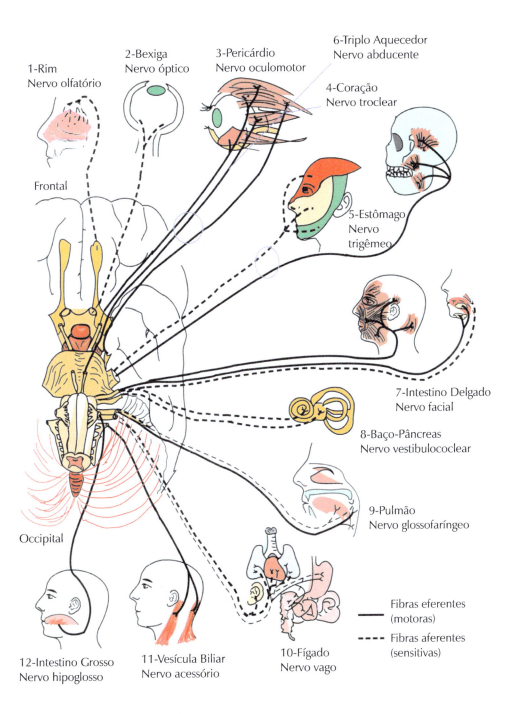

Figura 7.1

A representação esquemática a seguir mostra o aspecto em "cordão de pérolas" dos pontos dos nervos cranianos, dispostos um atrás do outro em sequência linear e separados entre si por uma distância mínima (Fig. 7.2). Como se pode perceber, no caso dos pontos dos nervos cranianos, o que se tem são áreas muito pequenas. Assim, é imprescindível que se determine precisa e previamente o ponto a ser agulhado, algo que pode ser obtido por meio de criteriosa palpação digital.

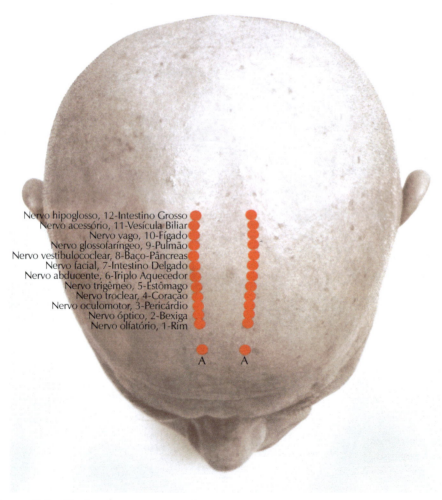

Figura 7.2 – Pontos dos nervos cranianos.

Na figura a seguir, podem ser vistos os pontos de Rim, Bexiga, Pericárdio, Baço-Pâncreas, Fígado e Vesícula Biliar inseridos em paciente (Fig. 7.3).

Nota-se uma diferença bem perceptível entre a localização dos pontos dos nervos cranianos mostrados no paciente em questão e a localização exposta na Figura 7.2. O posicionamento das agulhas foi verificado e confirmado por meio de diagnóstico cervical. Em outras palavras, a posição dos pontos dos nervos cranianos pode variar de paciente para paciente. Dessa maneira, nunca é demais lembrar que para o sucesso do tratamento é vital que se faça, antes de tudo, uma boa pesquisa palpatória do ponto. Essa regra é válida não somente para esses pontos, mas também para todos os outros até agora apresentados (básicos, cerebrais e pontos Y).

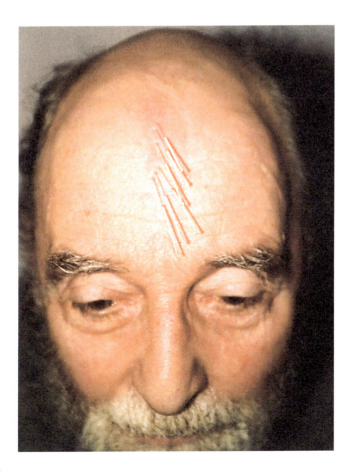

Figura 7.3

8

Somatotopias Adicionais segundo Yamamoto

Somatotopia Sagital-mediana

A somatotopia sagital-mediana também é uma somatotopia craniana. Nela tem-se a imagem de uma pessoa em miniatura deitada de costas sobre a convexidade do crânio, com a cabeça voltada para frente. Ela se estende desde a linha anterior de implantação do cabelo até a linha posterior (onde estariam, então, os pés). A cabeça, portanto, ficaria situada entre a linha horizontal anterior de implantação do cabelo e os pontos cerebrais; ao passo que as pontas dos dedos dos pés coincidiriam com a linha horizontal posterior de implantação do cabelo. Na somatotopia sagital-mediana de decúbito ventral, a pessoa se estenderia em sentido contrário, com a cabeça na altura da escama occipital, olhando para ela, e a sola do pé ao nível dos pontos cerebrais da área *Yin*. Junto ao ponto *Du Mai*-20 (*Baihui* [VG-20]) da Medicina Tradicional Chinesa (MTC), distando cerca de 1cm lateralmente a ele, tem-se a área de tratamento da coluna lombar. A somatotopia sagital-mediana tem uma largura de apenas 2cm, sendo indicada para o tratamento de paresias, parestesias, distúrbios circulatórios e dores no aparelho locomotor (Fig. 8.1).

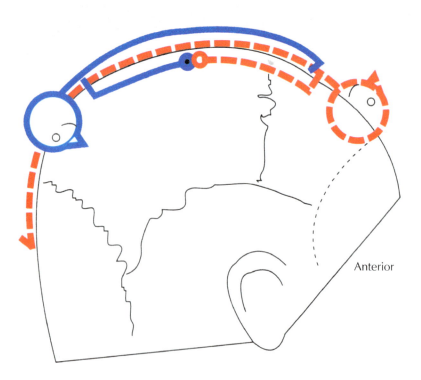

Figura 8.1 – Representação esquemática da somatotopia sagital-mediana.

Somatotopias J e K

Tais somatotopias se encontram estendidas sobre a sutura sagital, suas cabeças se tocam no ponto mais alto da calvária, mais ou menos por onde passa a linha biauricular, a qual une os dois ápices auriculares. Na MTC, tal ponto corresponderia ao *Du Mai-20* (VG-20).

Das cabeças partem troncos e membros. A somatotopia anterior ou *Yin* deita-se de costas sobre o crânio, de tal modo que é possível ver os dorsos dos seus pés voltados para cima. Os pés estão um pouco separados um do outro, dispostos lateralmente aos pontos cerebrais*.

Já a somatotopia posterior ou *Yang* deita-se em decúbito ventral, deixando as solas dos pés expostas. Elas estão, da mesma forma, separadas pelos pontos cerebrais (Fig. 8.2).

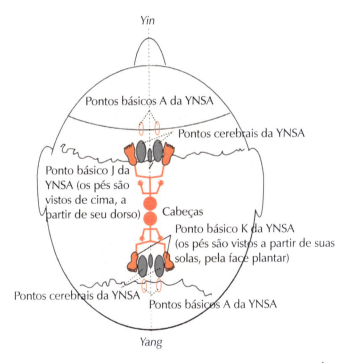

Figura 8.2 – As novas somatotopias J e K encontram-se no meio da cabeça e estendem-se do ponto básico A *Yin* ao ponto básico A *Yang*. Na somatotopia J, a pessoa aparece deitada de costas, os dois pés ficam lateralmente situados em relação aos pontos cerebrais, e a cabeça termina junto ao ponto *Du Mai*-20 (VG-20) da Medicina Tradicional Chinesa. YNSA = Nova Craniopuntura de Yamamoto (*Yamamoto Neue Schädelakupumktur*).

---

* **N. do T.:** Como se, com essa atitude, lhes quisessem gentilmente ceder espaço.

Essa somatotopia comprovou ser válida no tratamento de dores e paralisias, sobretudo parestesias. Nas parestesias que acometem o pé, é preciso dar atenção especial à face em que esta se manifesta, isto é, se ocorre na face dorsal (parte de cima do pé) ou na face plantar (parte debaixo do pé). Afinal, a decisão acerca de o agulhamento ser anterior ou posterior se dará de acordo com essa informação (Figs. 8.3 e 8.4).

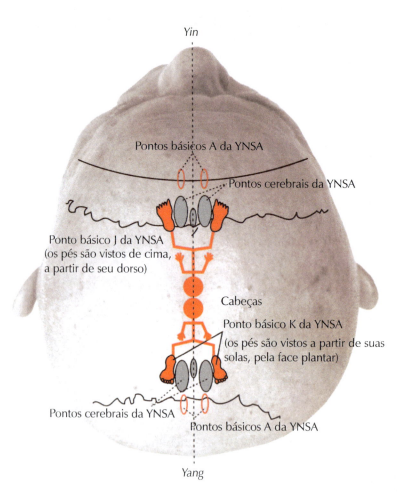

Figura 8.3 – A somatotopia K delineia-se em sentido dorsal (anteroposterior), sendo a pessoa representada de barriga para baixo (decúbito ventral). A cabeça fica na altura de *Du Mai*-20 (VG-20) e as plantas dos pés do lado dos pontos cerebrais *Yang*. Indicações: paresias, parestesias, distúrbios da circulação e dores nas extremidades. YNSA = Nova Craniopuntura de Yamamoto (*Yamamoto Neue Schädelakupunktur*).

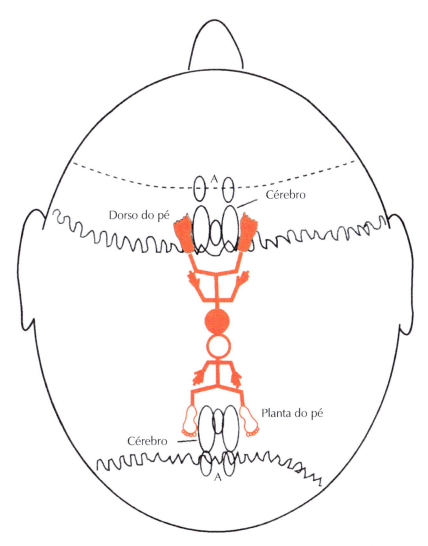

Figura 8.4 – As novas somatotopias J e K em representação esquemática.

Somatotopia Pubiana

Tal somatotopia possui os mesmos pontos, a mesma localização sequencial e o mesmo rol de indicações que os pontos básicos da Nova Craniopuntura de Yamamoto (YNSA – *Yamamoto Neue Schädelakupunktur*).

O emprego da somatotopia pubiana tem se mostrado de grande valia para algumas condições ditas "refratárias" e também para algumas hemiplegias, as quais, tratadas previamente por somatotopias cranianas, passaram a não apresentar mais progresso após algum tempo.

A localização dessa somatotopia se dá na borda superior da sínfise púbica (Fig. 8.5).

O agulhamento na somatotopia pubiana deve ser feito diretamente sobre o púbis. Semelhante ao que ocorre com outros pontos, na somatotopia pubiana também é imprescindível a localização exata do ponto por criteriosa palpação, sua fixação com o dedo e seu agulhamento em sentido caudal.

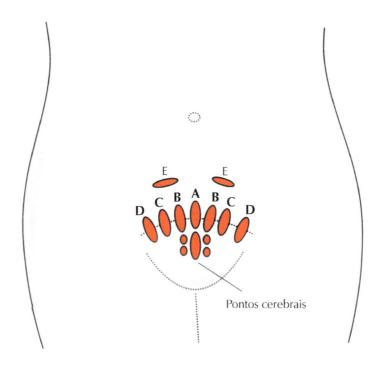

Figura 8.5 – A somatotopia pubiana consiste na repetição da somatotopia craniana na borda superior da sínfise púbica.

Somatotopia Torácica

Também nessa somatotopia tem-se a representação completa do corpo humano. Ela se distribui ao longo do esterno, junto às articulações costais. A representação dos membros se dá com eles em extensão (Fig. 8.6).

Os pontos desse sistema são destinados preponderantemente ao controle de dores pós-traumáticas. Nessa somatotopia nunca é demais lembrar que, em virtude de sua proximidade com o pulmão, há risco de se provocar um pneumotórax pela inserção da agulha.

Assim, no tratamento com uso de tal somatotopia, a agulha é retirada logo em seguida ou fixada com fita adesiva antialérgica para evitar deslocamento e perda de posição. Na vigência do tratamento, o paciente deverá permanecer calmamente deitado sobre a maca.

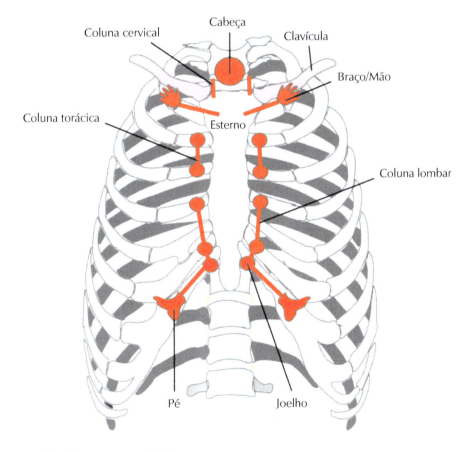

Figura 8.6 – Somatotopia torácica.

Somatotopia Vertebral Cervicotorácica (Fig. 8.7)

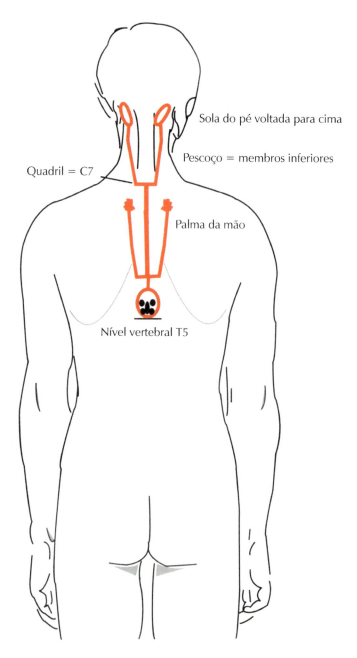

Figura 8.7 – A nova somatotopia vertebral cervicotorácica mostra esquematicamente o ser humano em decúbito ventral.

Somatotopia Vertebral Toracolombar (Fig. 8.8)

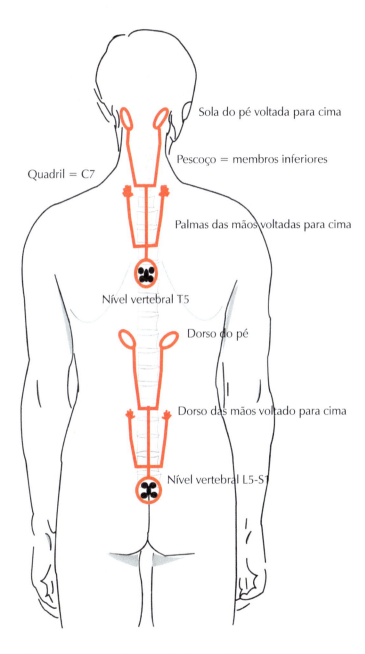

Figura 8.8 – A nova somatotopia vertebral toracolombar mostra esquematicamente o ser humano em decúbito dorsal. Ela se inicia por pontas dos dedos e dorso do pé (*dorsum pedis*), situados ao nível de T5, e desce caudalmente até o primeiro segmento vertebral sacral (S1).

Pontos Lombossacros do Cérebro (Figs. 8.9 e 8.10)

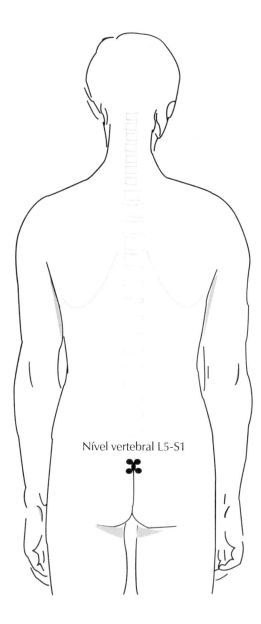

Figura 8.9 – Representação esquemática isolada dos pontos lombossacros do cérebro. Os pontos lombossacros do cérebro são utilizados ipsolateralmente nas terapias de dor, e contralateralmente no tratamento de paresias e parestesias. Para sua exata localização, é necessária uma palpação incisiva e profunda. Nesses casos, é bem possível que os pacientes submetidos a tratamento sejam capazes de sentir e identificar sem dificuldades o *very point*.

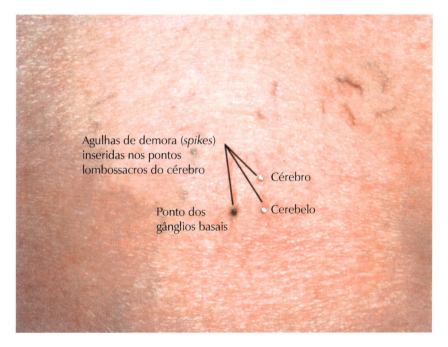

Figura 8.10 – Diferentemente do que foi sugerido na representação esquemática anterior, o ponto dos gânglios basais foi agulhado no local em que sua palpação se mostrou mais dolorosa à pressão (*punctum maximum*). As agulhas de demora (*spikes*) devem ser fixadas com fita adesiva antialérgica no final do procedimento. Em toda a Nova Craniopuntura de Yamamoto, os pontos a serem agulhados são localizados por meio de palpação criteriosa sobre a área de tratamento em questão. Em virtude disso, é bem possível que, às vezes, o posicionamento da agulha difira entre o que se vê no paciente e o que preconiza a representação esquemática deste livro.

Somatotopia C6-T2 (Fig. 8.11)

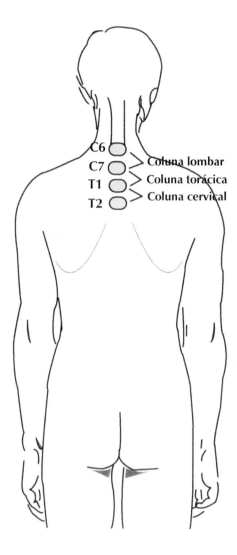

Figura 8.11 – No espaço contido entre a sexta vértebra cervical (C6) e a segunda vértebra torácica (T2) existem pontos formados pelo cruzamento de um plano horizontal, o qual passa entre os processos espinhosos das vértebras, e um plano vertical, paralelo ao plano sagital-mediano de 1 a 2cm. Tais pontos podem ser de valia no tratamento de dores localizadas no aparelho locomotor. Nesse caso, o agulhamento também será ipsolateral à dor em questão (semelhante ao que se vê no caso de outros pontos). Já paresias e parestesias serão tratadas contralateralmente. A inserção da agulha deve ser realizada com o máximo de cuidado para que o procedimento não cause nenhum pneumotórax.

Pontos Masterkey* (Fig. 8.12)

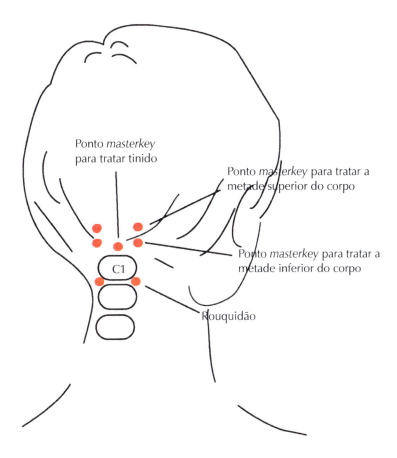

Figura 8.12 – O ponto *masterkey* para tratar tinido encontra-se na linha média, logo acima de C1. Lateralmente, um pouco mais acima, estão os pontos *masterkey* para tratamento da metade inferior do corpo; logo acima deles estão os pontos *masterkey* para tratamento da metade superior do corpo. Seu agulhamento será ipsolateral no tratamento de dores, e contralateral no tratamento de paresias e parestesias. Os pontos *masterkey* possuem rápida ação e elevada eficácia, podendo ser empregados isoladamente ou em associação com outros pontos da Nova Craniopuntura de Yamamoto. O ponto *masterkey* para tratamento de tinido, por exemplo, sustenta e potencializa a ação dos pontos situados na linha do tinido. Quanto aos pontos destinados ao tratamento da rouquidão, encontram-se abaixo de C1, bilateralmente.

---

* **N. do T.:** Ou pontos chave-mestra. Em alemão, *Masterkey-Punkte*; em inglês, *Masterkey-Points*.

9

Resumo

Os pontos básicos da Nova Craniopuntura de Yamamoto (YNSA – *Yamamoto Neue Schädelakupunktur*) são uma representação da estrutura cinético-motora e de sustentação do corpo humano. Trata-se de uma somatotopia anatomicamente ordenada. As funções dos pontos básicos da YNSA são mais facilmente compreensíveis pelo espírito ocidental, pois, com exceção de algumas regiões que ocasionalmente interagem ou se entrecruzam, o que vemos são pontos específicos sendo usados para tratar doenças específicas. De um ponto de vista geral, pode-se dizer que um ponto básico da YNSA seria utilizado no tratamento de uma determinada região do corpo ou de uma dor ligada a essa região.

Essas queixas ou dores seriam frequentemente designadas como externas ou superficiais, isto é, sem envolvimento de órgãos internos. Em geral, a causa se situaria fora do indivíduo, como, por exemplo, em vento-frio gerando contratura cervical em lesões de origem traumática ou em situações de dor pós-operatória. Um fator novo a ser considerado, mas nem por isso menos importante, se relacionaria às afecções alérgicas e reações cutâneas decorrentes da poluição ambiental, as quais são cada vez mais assíduas atualmente.

Já os 12 pontos Y são utilizados para tratar desequilíbrios, distúrbios e doenças envolvendo órgãos internos. Aliás, eles são designados segundo seus órgãos ou vísceras correspondentes, e precisam necessariamente ser acompanhados da análise diagnóstica das áreas abdominal ou cervical, a fim de se obter tratamento bem dirigido e eficaz. Os pontos Y se encontram numa região muito restrita do osso temporal, mas cada um deles contém dentro de si toda a extensão do meridiano cujo nome carregam.

Os 12 novos pontos dos nervos cranianos também devem ser acompanhados dos diagnósticos abdominal ou cervical durante sua aplicação. As indicações são semelhantes às que encontramos para pontos Y. Sobre as recém-descobertas somatotopias J, K, sagital-mediana, pubiana e torácica, assim como sobre as somatotopias vertebrais, pode-se situar sua utilização contralateral no tratamento de paresias e parestesias, e sua utilização ipsolateral no tratamento de dores envolvendo o aparelho locomotor. Indicações semelhantes têm os pontos *masterkey*, de singular eficácia, isto é, podem ser usados com bom resultado contralateralmente no tratamento de paresias e parestesias, e ipsolateralmente no controle de dores acometendo o aparelho locomotor.

O tratamento com YNSA possui elevada taxa de sucesso, como poderá ser visto em estatísticas e experimentos expostos mais adiante.

Os pontos da YNSA podem ser usados em pacientes de qualquer idade, possuindo apenas algumas poucas e raras exceções ou limitações.

A YNSA pode ser facilmente aprendida e economiza tempo.

Acaso seja necessário, a YNSA pode ser usada em associação com vários outros métodos acupunterápicos, métodos convencionais de medicina ou outras formas coterapêuticas de tratamento, como fisioterapia.

Os pontos da YNSA podem ser tratados com os mais variados aparatos ou instrumentos, tais como agulhas, eletroestimulação nervosa transcutânea (TENS), *laser*, luz, luz colorida e injeções.

Os pontos da YNSA podem ser tratados com massagem, *shiatsu* ou por meio de magnetos.

O diagnóstico abdominal da YNSA é uma variante modificada do antigo método Hara de diagnóstico abdominal japonês.

O diagnóstico cervical da YNSA é uma forma nova, confortável e prática de se estabelecer diagnósticos desenvolvida pelo autor. Ambos os métodos são imprescindíveis para se efetuar um correto tratamento pela YNSA.

10

Relatos de Casos

Caso 1

Primeira Sessão (Fig. 10.1)

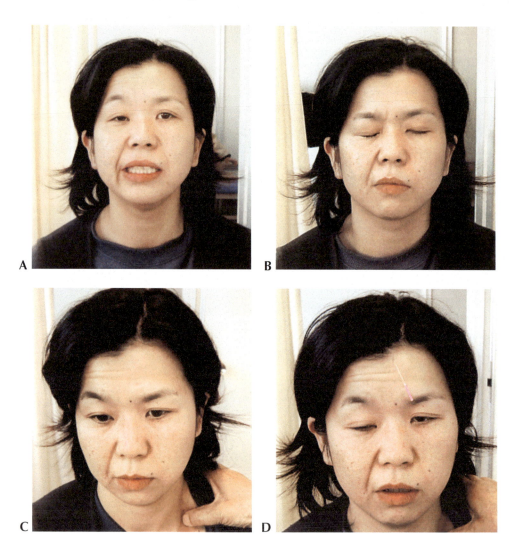

Figura 10.1 – (*A*) Paciente do sexo feminino, 35 anos de idade, mãe de dois meninos bastante animados (de 1 e 3 anos de idade). Após um resfriado acompanhado de febre moderada, ela apresentou uma paralisia facial com comprometimento da hemiface esquerda. O quadro perdura há um mês. A paciente parece bastante cansada. (*B*) O olho esquerdo não se oclui totalmente, motivo pelo qual ela também não consegue dormir direito. Ao beber, perde uma parte do líquido pelo canto da boca. (*C*) No diagnóstico cervical, a área esquerda do Rim é positiva. (*D*) Após a punção do ponto do nervo olfatório (ponto do nervo craniano 1 = Rim), o ponto do Rim não se mostra mais hipersensível.

RELATOS DE CASOS - **143**

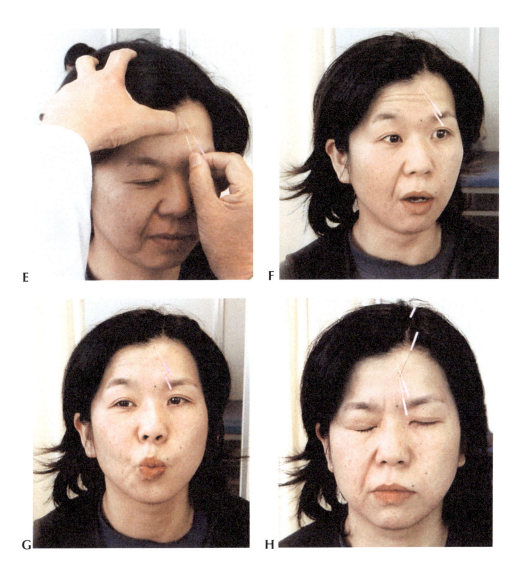

Figura 10.1 – *Cont*. (*E*) O ponto do olho (sensorial da Nova Craniopuntura de Yamamoto) à esquerda é agulhado. (*F*) O assombro diante da melhora é visível nas feições da paciente. (*G*) Agora, ela já pode voltar a assobiar. (*H*) Após a puntura do nervo facial (ponto do nervo craniano 7 – Intestino Delgado), o olho consegue ser fechado quase completamente.

Segunda Sessão (Fig. 10.2)

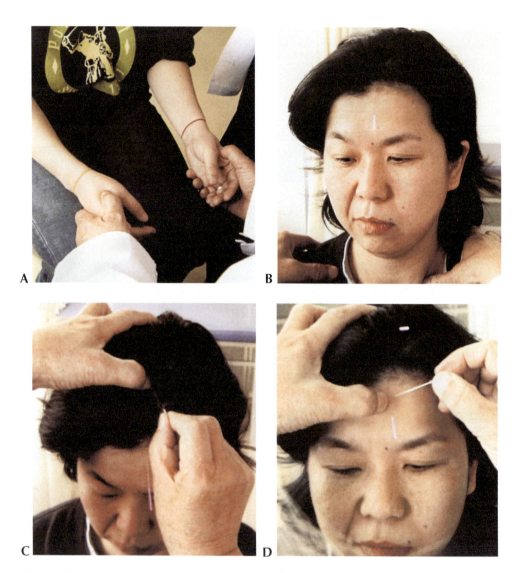

Figura 10.2 – (A) A paciente realiza sua segunda sessão. Ela já se sente bem melhor e relata ter voltado a dormir. O ponto IG-4 à esquerda é positivo. (B) Foi inserida uma agulha no ponto do cérebro da Nova Craniopuntura de Yamamoto. A zona diagnóstica, no entanto, ainda se mostra ligeiramente positiva. (C) O ponto do nervo craniano 11 (nervo acessório = Vesícula Biliar) foi agulhado. (D) A agulha é inserida no ponto sensorial do olho.

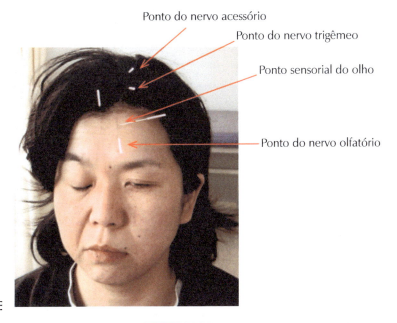

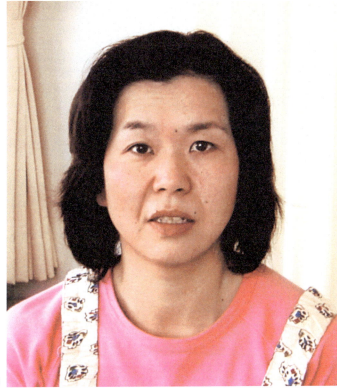

Figura 10.2 – *Cont.* (*E*) Olho direito. (*F*) Resultado após 4 semanas de tratamento, duas vezes por semana.

Caso 2 (Fig. 10.3)

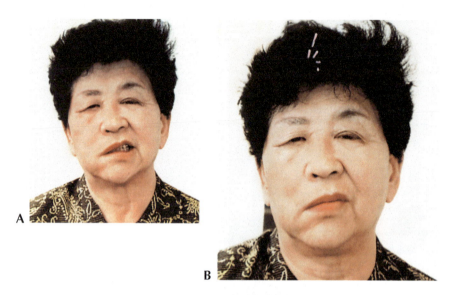
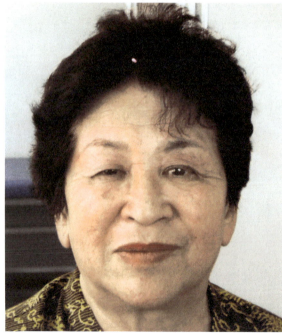

Figura 10.3 – (A) Paciente de 67 anos com acometimento facial. (B) Acupuntura no ponto J da cabeça, no ponto J do pescoço e no ponto do nervo facial. (C) A mesma paciente após 4 semanas de tratamento. O tratamento consistiu em sessões semanais.

Caso 3 (Fig. 10.4)

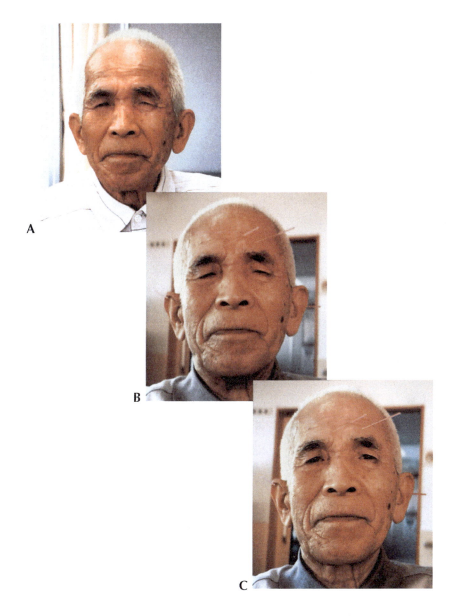

Figura 10.4 – (*A*) Homem, 80 anos. Há dois anos com herpes facial. Ele consegue abrir os olhos somente durante as refeições, quando está comendo. (*B*) Agulhamento bilateral dos pontos de boca e articulação mandibular (ponto da articulação temporo-mandibular). (*C*) Com a agulha de acupuntura ainda posicionada, ele já pode abrir os olhos. O paciente foi tratado uma vez por semana durante 15 semanas. Até o presente momento, não houve recidiva.

Caso 4 (Fig. 10.5)

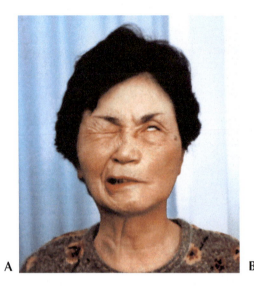
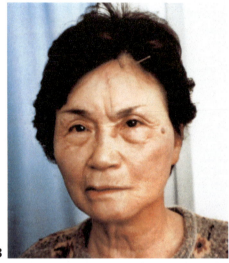
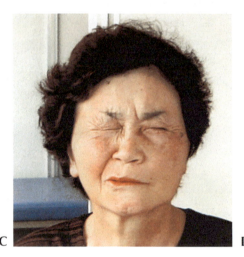
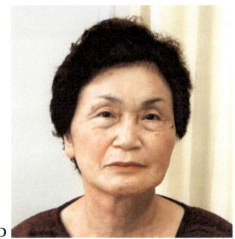

Figura 10.5 – (*A*) Paciente de 65 anos com acometimento facial antes da acupuntura. (*B*) De acordo com o diagnóstico cervical, foram agulhados ponto sensorial do olho, ponto do cérebro e pontos Y de Vesícula Biliar e Rim. (*C*) Após oito sessões, a paciente já conseguia ocluir firme e completamente ambos os olhos. (*D*) A mesma paciente após 20 sessões semanais de tratamento.

Caso 5 (Fig. 10.6)

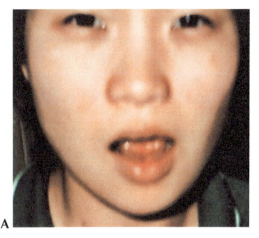

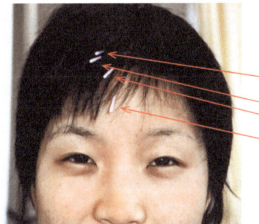

Ponto do nervo vago

Ponto do nervo glossofaríngeo
Ponto do nervo trigêmeo

Ponto do nervo olfatório

Figura 10.6 – (*A*) Uma menina de 15 anos não conseguia abrir a boca mais do que o visto na fotografia. (*B*) Foram agulhados os pontos dos nervos cranianos indicados na figura. (*C*) A menina conseguiu abrir normalmente a boca. O tratamento consistiu em uma única sessão.

Caso 6 (Fig. 10.7)

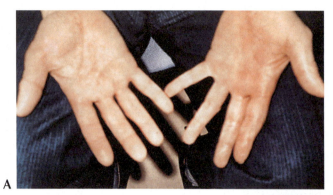

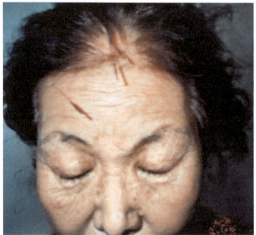

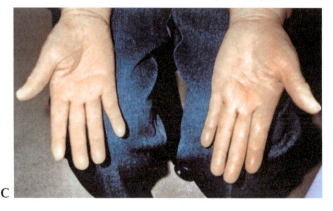

Figura 10.7 – (A) Antes da acupuntura, distúrbio da circulação nas mãos acompanhado de dores e parestesia. (B) Após avaliação por meio de diagnóstico cervical, foram puntuados ponto Y do Rim, ponto básico C e dois pontos do cérebro. (C) Ambas as mãos obtiveram melhora imediata da circulação sanguínea após a acupuntura.

Caso 7 (Fig. 10.8)

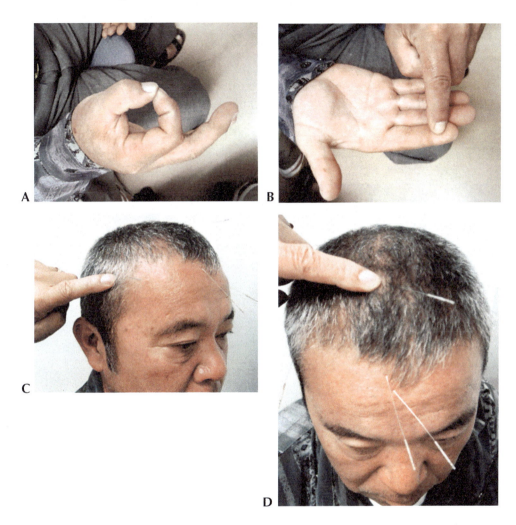

Figura 10.8 – (*A* e *B*) Esse paciente queixa-se de parestesia na mão direita. A diminuição da sensibilidade encontra-se principalmente localizada na face palmar do dedo indicador. (*C*) Agulhamento do ponto básico C da Nova Craniopuntura de Yamamoto, espelhado dorsalmente (ver Cap. 3) sobre espelhamento dorsal do ponto C, para visualização da face palmar da mão. (*D*) Agulhamento do ponto básico A da Nova Craniopuntura de Yamamoto, do ponto J para nuca e do ponto do nervo olfatório.

Caso 8 (Fig. 10.9)

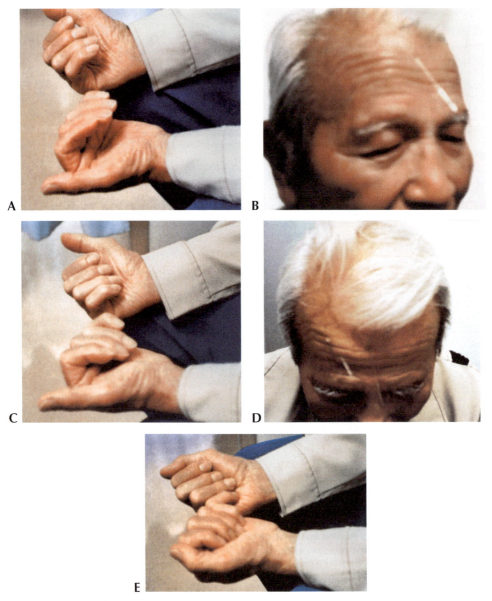

Figura 10.9 – (A) Esse paciente de 78 anos de idade não consegue mais fechar as mãos após a feitura de uma cirurgia para tratamento de hérnia discal cervical. (B) Acupuntura do ponto básico A da Nova Craniopuntura de Yamamoto. (C) As mãos já se deixam fechar um pouco melhor. (D) O ponto básico C é também agulhado. (E) Agora, o paciente consegue fechar novamente ambas as mãos, sem problemas.

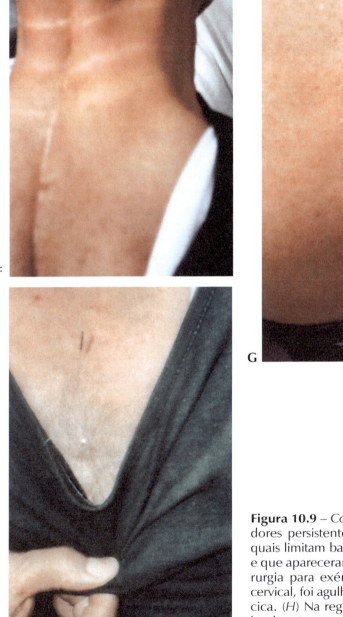
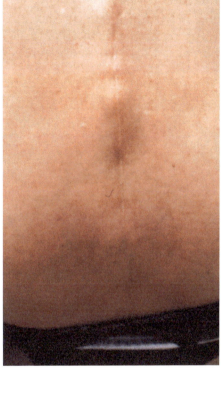

Figura 10.9 – *Cont*. (*F–H*) Em virtude de dores persistentes na região lombar, as quais limitam bastante sua deambulação e que apareceram também depois da cirurgia para exérese do prolapso discal cervical, foi agulhada a somatotopia torácica. (*H*) Na região da transição toracolombar (na somatotopia do arcabouço torácico) são agulhados os pontos de maior sensibilidade à pressão.

Caso 9 (Fig. 10.10)

Essa paciente de 69 anos de idade tem sofrido bastante nos últimos anos em virtude de uma alergia.

O nariz fica entupido por um tempo, resfriado e com muita coceira*. Irritação dos olhos e lacrimejamento também ocorrem.

Após esse tratamento inicial, a paciente já pôde sentir certo alívio.

A continuidade do tratamento não se deu de maneira regular, mas sim apenas quando havia piora do quadro.

Desde a primeira sessão de acupuntura, a paciente não tem recorrido mais às medicações habituais.

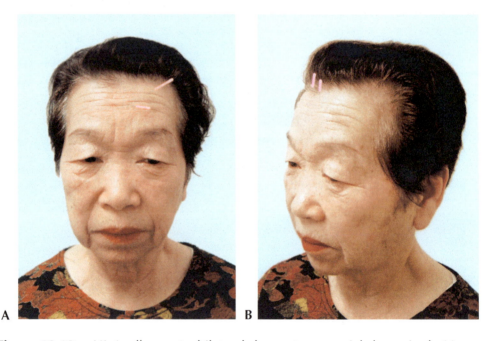

Figura 10.10 – (A) Agulhamento bilateral do ponto sensorial do nariz da Nova Craniopuntura de Yamamoto. (B) Agulhamento bilateral do ponto sensorial do olho da Nova Craniopuntura de Yamamoto.

---

* **N. do T.:** Nesse caso, é possível identificar elementos da chamada "tríade da rinite alérgica", constituída de rinorreia, crises de espirros e prurido nasal.

Caso 10 (Fig. 10.11)

Eis um paciente que já há certo tempo sofre de tinidos.

Na primeira sessão já se pôde perceber uma diminuição na intensidade do ruído. Com isso, o paciente passa a ser tratado uma vez por semana, porém, sem previsão para o término do tratamento.

Na sessão é inserida inicialmente uma agulha no ponto sensorial do ouvido na face *Yang*. Esse ponto situa-se em uma elevação facilmente identificável e, uma vez agulhado, faz com que o paciente refira uma melhora imediata em sua visão. Com frequência, o tinido passa a soar mais fraco.

Em seguida, foram agulhados também os pontos para tratamento do tinido, mais distantes e localizáveis em função de sua maior sensibilidade à pressão (na foto, em suas respectivas posições individuais). Por fim, uma agulha no ponto sensorial do ouvido na face *Yin* também é inserida.

Havendo melhora (ou seja, arrefecimento do ruído) após a segunda ou a terceira agulhas, as demais poderão ser deixadas de lado.

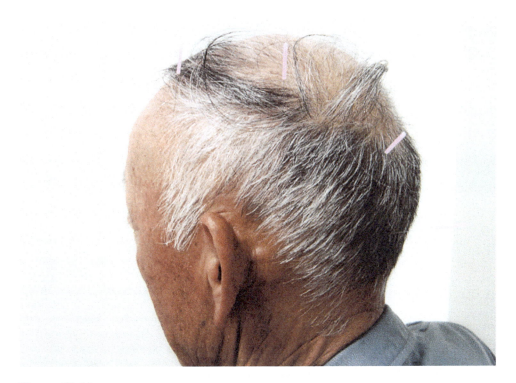

Figura 10.11

Caso 11 (Fig. 10.12)

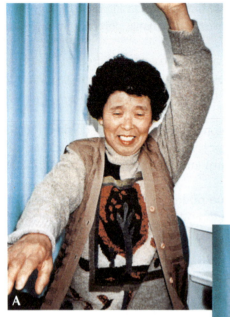

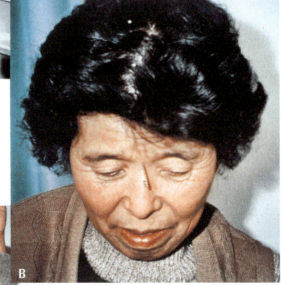

Figura 10.12 – (A) Há algumas semanas, a paciente apresenta "ombro congelado", mal conseguindo elevar o braço. (B) Acupuntura pós-diagnóstico cervical: ponto Y do Rim, ponto básico A, ponto do cérebro, ponto J do ombro, ponto J da nuca. (C) Durante a primeira sessão, a paciente já sente boa melhora em seu quadro, podendo elevar mais facilmente o braço. Foram realizadas mais quatro sessões, duas vezes por semana.

Caso 12 (Fig. 10.13)

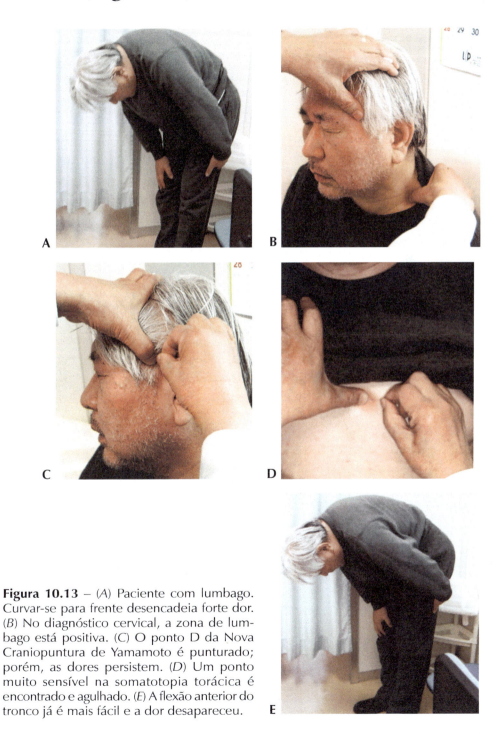

Figura 10.13 – (A) Paciente com lumbago. Curvar-se para frente desencadeia forte dor. (B) No diagnóstico cervical, a zona de lumbago está positiva. (C) O ponto D da Nova Craniopuntura de Yamamoto é punturado; porém, as dores persistem. (D) Um ponto muito sensível na somatotopia torácica é encontrado e agulhado. (E) A flexão anterior do tronco já é mais fácil e a dor desapareceu.

Caso 13 (Fig. 10.14)

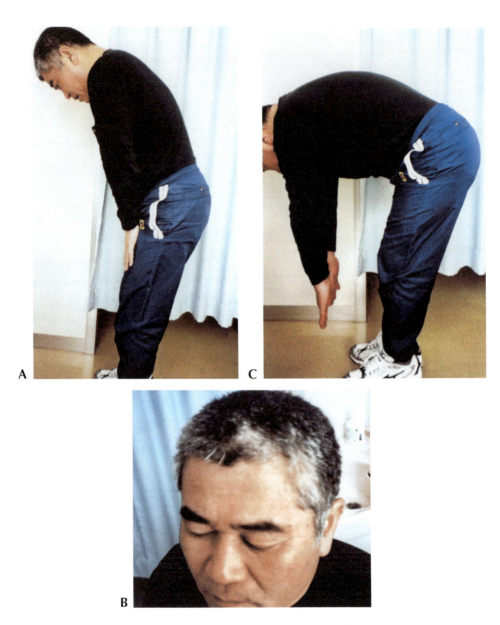

Figura 10.14 – (*A*) Homem de 65 anos, há 3 semanas com lumbago e séria limitação dos movimentos em decorrência da dor. (*B*) Agulhamento de 2 pontos da região vertebral lombar na somatotopia J. (*C*) Durante a sessão já é possível perceber uma melhora bastante significativa de seu quadro.

Caso 14 (Fig. 10.15)

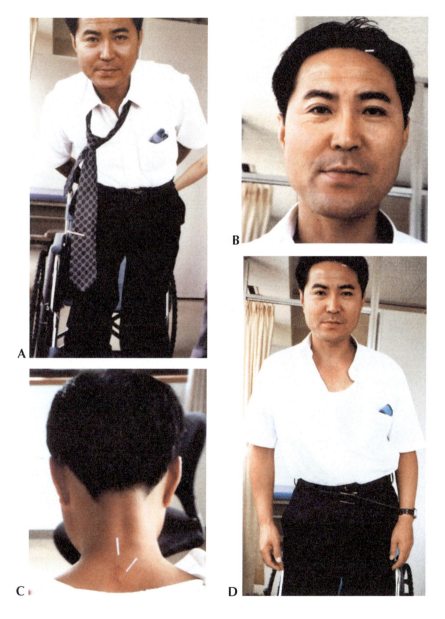

Figura 10.15 – (A) Homem de 45 anos com forte lumbago há três dias. Veio em cadeira de rodas e não conseguia se manter em pé, ereto. (B) Foram punturados os pontos básico D, lombar J e do nervo olfatório. (C) Foi também introduzida agulha entre C6/C7 e entre C7/T1 (ver Cap. 8, Somatotopia C6-T2). (D) O paciente volta ao trabalho. Ele quase já não tem dores e não precisa mais da cadeira de rodas. Retornou ainda à clínica para realização de mais três sessões.

Caso 15 (Fig. 10.16)

É preciso esclarecer que pequenas movimentações como as do paciente da fotografia já são capazes de fazer parecer outros os locais de posicionamento das agulhas.

Assim, mais importantes que tudo são a experiência do acupunturista e sua capacidade em identificar pela palpação os pontos mais sensíveis. Na verdade, como já foi dito, as localizações dos pontos ensinadas são meramente ilustrativas.

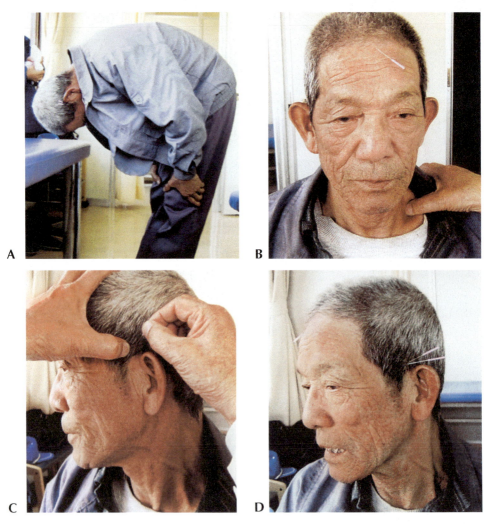

Figura 10.16 – (A) Paciente de 75 anos com lumbago há 3 meses. As costas apresentam-se bastante doloridas ao curvar-se (isto é, ao realizar flexão anterior do tronco). (B) É introduzida agulha no ponto do nervo olfatório. No diagnóstico cervical, a área do lumbago ainda se mostra positiva. (C) As duas próximas agulhas são inseridas no ponto básico D. (D) Agulhas no local.

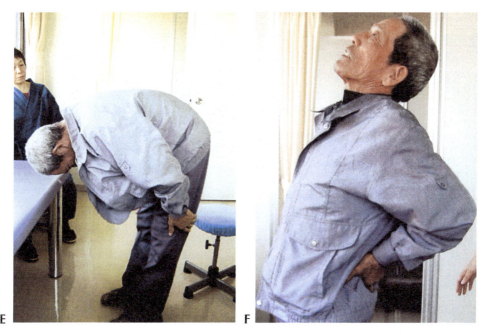

Figura 10.16 – *Cont.* (*E* e *F*) O paciente ainda apresenta um pouco de contratura, mas está sem dor.

Caso 16 (Fig. 10.17)

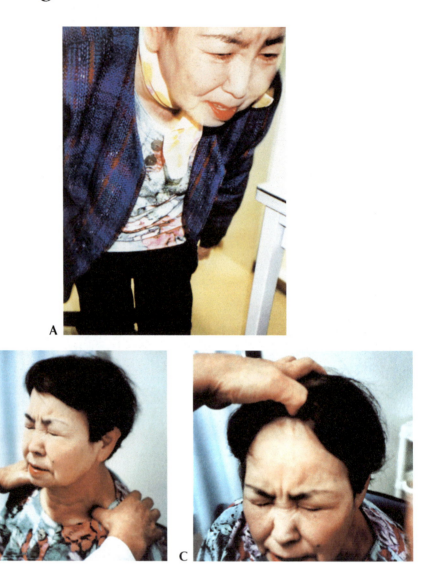

Figura 10.17 – (A) Paciente de 70 anos que não consegue se manter ereta em virtude de lumbago. Ela veio à clínica trazida em cadeira de rodas. (B) No diagnóstico cervical, a área do Rim mostra-se positiva. (C) Um ponto cerebral bastante doloroso é identificado (ponto do nervo olfatório).

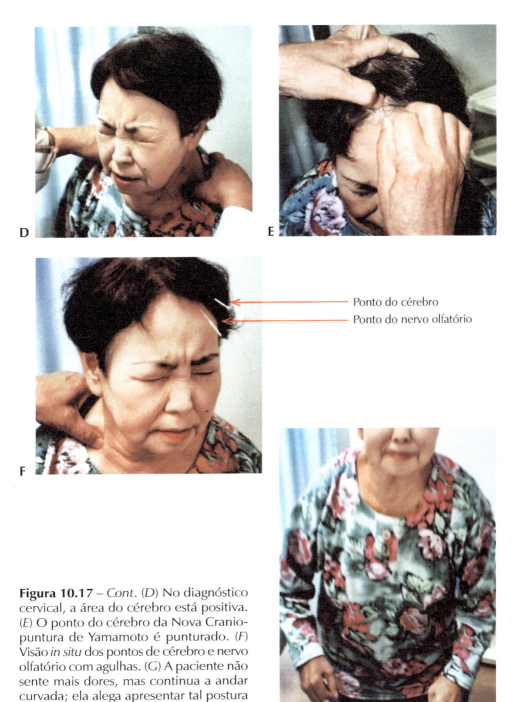

Figura 10.17 – *Cont.* (*D*) No diagnóstico cervical, a área do cérebro está positiva. (*E*) O ponto do cérebro da Nova Craniopuntura de Yamamoto é punturado. (*F*) Visão *in situ* dos pontos de cérebro e nervo olfatório com agulhas. (*G*) A paciente não sente mais dores, mas continua a andar curvada; ela alega apresentar tal postura há anos.

Caso 17 (Fig. 10.18)

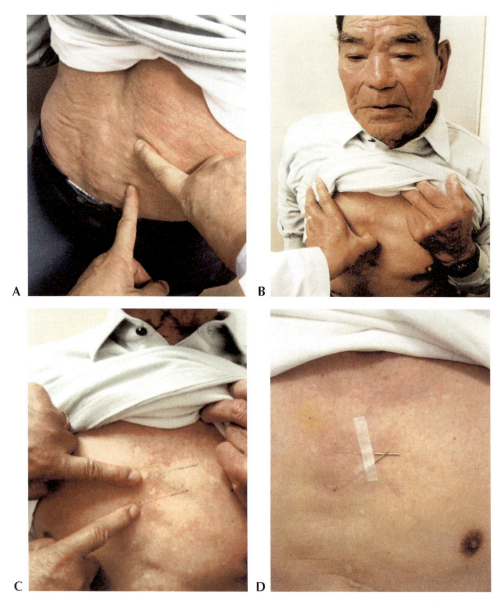

Figura 10.18 – (A) Paciente com lumbago; no diagnóstico abdominal, a zona lombar é positiva. (B) O arcabouço torácico é palpado em busca de pontos de maior sensibilidade. (C) A somatotopia torácica recebe a inserção de duas agulhas. (D) Na somatotopia torácica, as agulhas são sempre fixadas com fita adesiva para evitar seu escorregamento.

Caso 18 (Fig. 10.19)

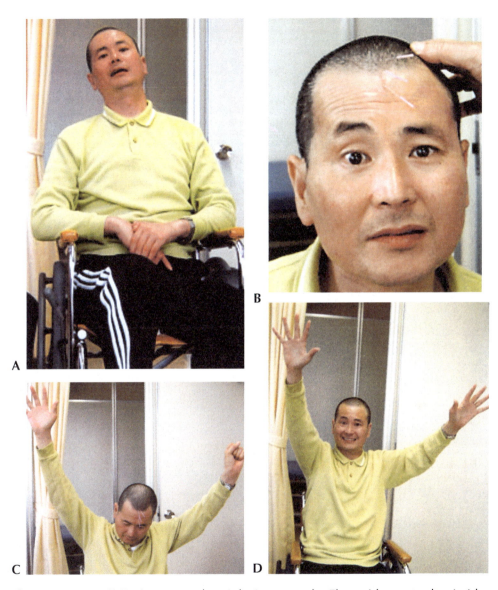

Figura 10.19 – (A) Paciente com hemiplegia esquerda. Ele está bastante deprimido. (B) O ponto do nervo olfatório e ponto básico A são agulhados. (C) Ele pode elevar o braço. (D) Mantendo esse ganho ainda depois da retirada das agulhas; o paciente está feliz.

Caso 19

Primeira Sessão (Fig. 10.20)

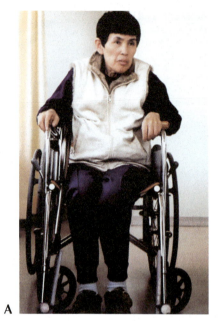
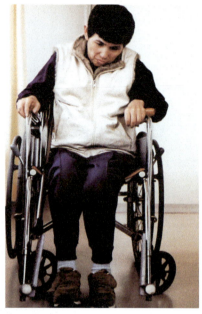
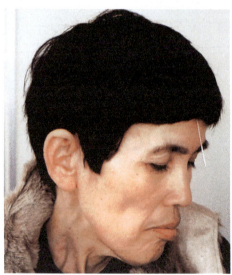

Figura 10.20 – (*A* e *B*) Essa paciente de 51 anos perdeu subitamente o movimento de suas pernas. Seu caso foi investigado em inúmeros hospitais de Osaka. Nenhuma etiologia foi encontrada. (*C*) A primeira sessão já foi bem-sucedida. Foram agulhados os pontos básicos A e D, e o ponto Y do Rim, à direita.

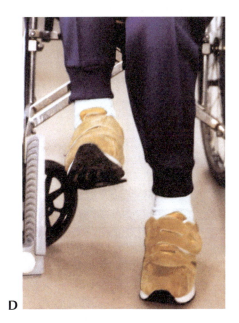 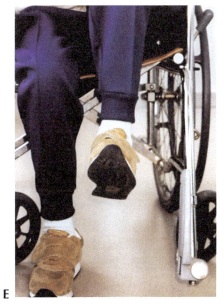

Figura 10.20 – *Cont*. (*D* e *E*) Como resultado da primeira sessão de Nova Craniopuntura de Yamamoto, tem-se o retorno da motricidade de ambas as pernas.

Segunda Sessão (Figs. 10.21 e 10.22)

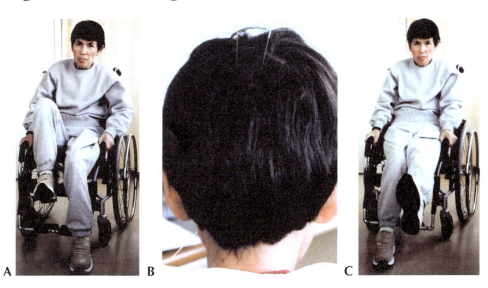

Figura 10.21 – (*A–C*) Na segunda sessão, foram agulhados os pontos A da face *Yang* e o ponto do Rim, à esquerda. Tal opção se deu em virtude do diagnóstico cervical, pois o ponto Rim era *Yin*. Depois disso, a paciente conseguiu movimentar ainda melhor suas pernas.

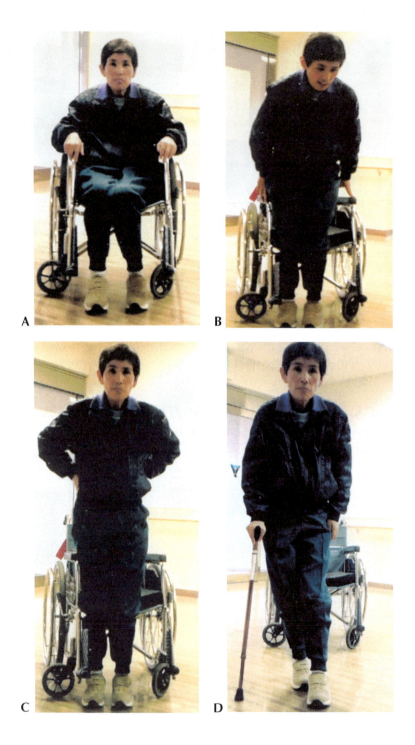

Figura 10.22 – Mais dez sessões se passaram, a paciente já consegue deambular pequenos trechos com auxílio da bengala e dirigir 1h até nossa clínica.

Caso 20 (Fig. 10.23)

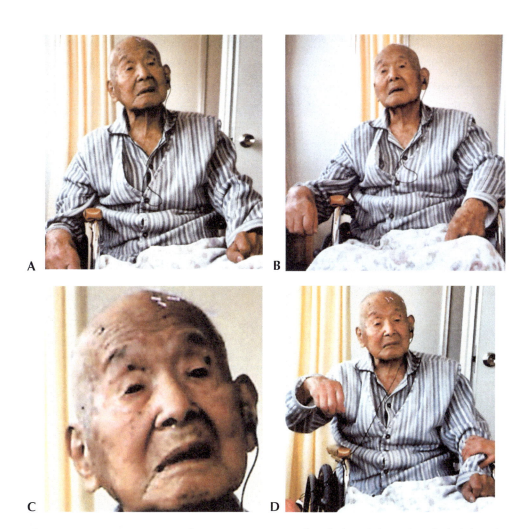

Figura 10.23 – (A) Paciente de 98 anos com quadro de hemiplegia instalada há muitos anos. Esse caso mostra que, em qualquer idade, ainda há chance de melhora ou cura. (B) A vida que leva na cama e na cadeira de rodas nem o perturbam mais tanto assim. Mas ele gostaria, ao menos, de poder movimentar seu braço. (C) Após o diagnóstico cervical, foram colocadas três agulhas nos pontos cerebrais sensíveis. (D) "Oh, eu consigo mexer de novo meu braço! Vou ficar aqui!". Outras sessões não puderam ser realizadas, pois a família do paciente não o trouxe mais à clínica.

Caso 21 (Fig. 10.24)

Esse paciente de 73 anos sofreu um infarto cerebral há cerca de três anos. Fisicamente, ele não tem grandes queixas. Sua maior limitação é a fala, na qual apresenta dificuldades.

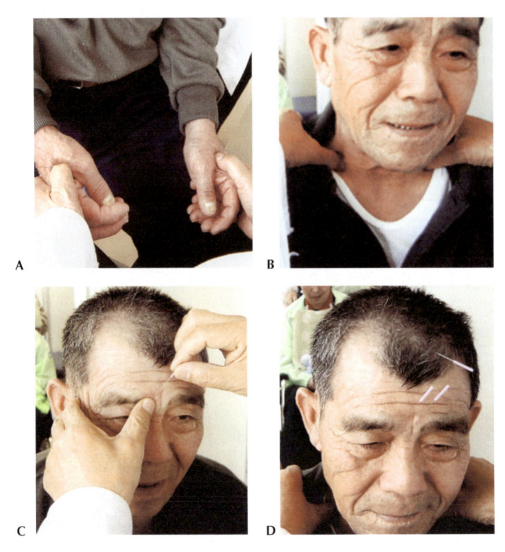

Figura 10.24 – (*A*) O ponto IG-4 à esquerda está positivo. (*B*) No diagnóstico cervical, a área do cérebro à esquerda é positiva. (*C*) Antes de tudo, são agulhados os dois pontos sensoriais da boca bilateralmente. (*D*) Em seguida, o ponto do cérebro à esquerda é agulhado.

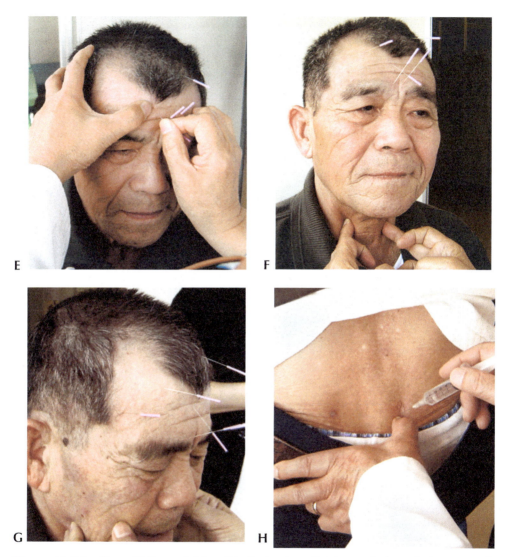

Figura 10.24 – *Cont.* (*E*) Ponto básico C à direita é agulhado. (*F*) O diagnóstico cervical mostra certa hipersensibilidade na área correspondente ao pulmão. (*G*) É inserida agulha no ponto do Pulmão. (*H*) No ponto cerebral da região lombar (ver Cap. 8, em Pontos Lombossacros do Cérebro), entre L5 e S1, é injetado 1cm^3 de Marcaína. A fala ficou um pouco mais clara após a primeira sessão. O paciente vem uma vez por semana à clínica para dar continuidade ao tratamento. Os resultados são lentos, mas contínuos.

Caso 22 (Fig. 10.25)

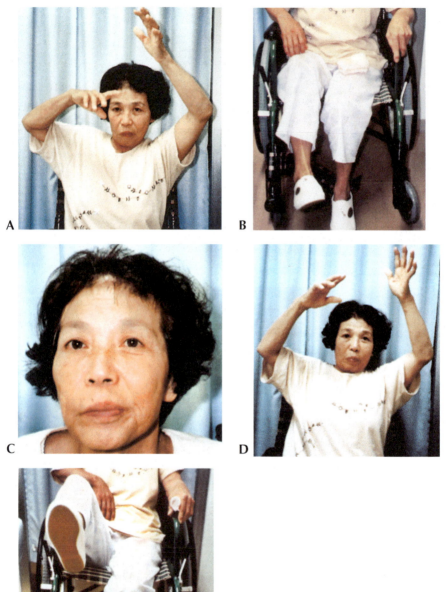

Figura 10.25 – (A) Paciente de 68 anos de idade com hemiplegia direita instalada há dois anos. (B) A movimentação do lado direito é mais difícil. (C) Uma agulha é inserida na região do ponto do cérebro. É possível elevar o braço direito (D) e a perna direita (E) com mais facilidade.

Caso 23 (Fig. 10.26)

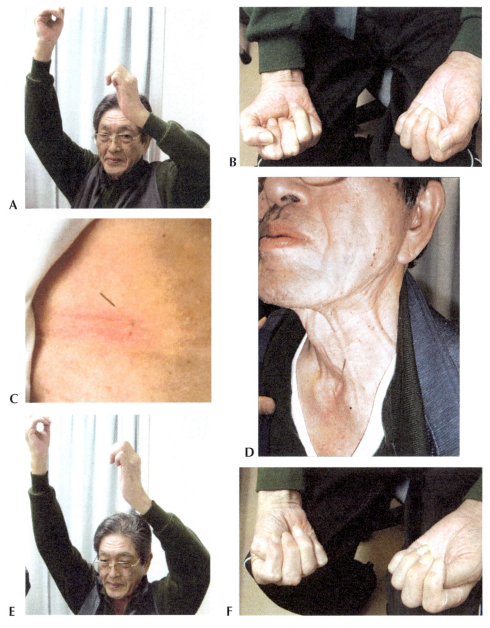

Figura 10.26 – (A) Paciente de 70 anos, vítima de infarto cerebral ocorrido há seis anos, não conseguia elevar seu braço esquerdo. (B) Tampouco conseguia cerrar o punho à esquerda. Na ocasião, estava sofrendo também de lumbago. (C) Somatotopia torácica, ponto lombar. (D) Somatotopia torácica, ponto do cérebro. (E e F) A primeira sessão mostrou bons resultados. Paciente mantém-se em tratamento.

Caso 24 (Fig. 10.27)

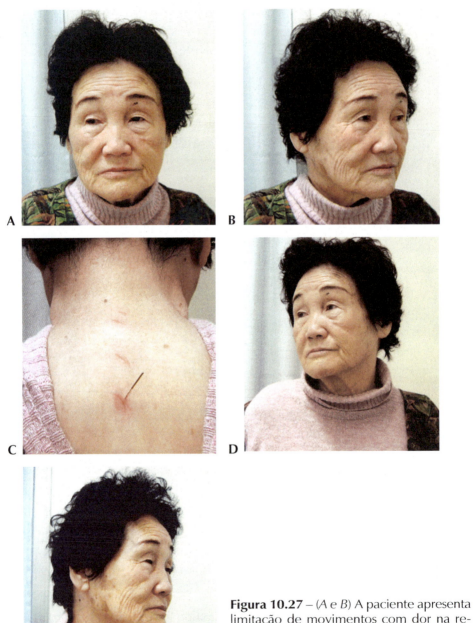

Figura 10.27 – (A e B) A paciente apresenta limitação de movimentos com dor na região do músculo trapézio. (C) A nova somatotopia C6-T2 é agulhada. (D e E) As dores quase desapareceram e a mobilidade do pescoço está bem melhor.

Caso 25 (Fig. 10.28)

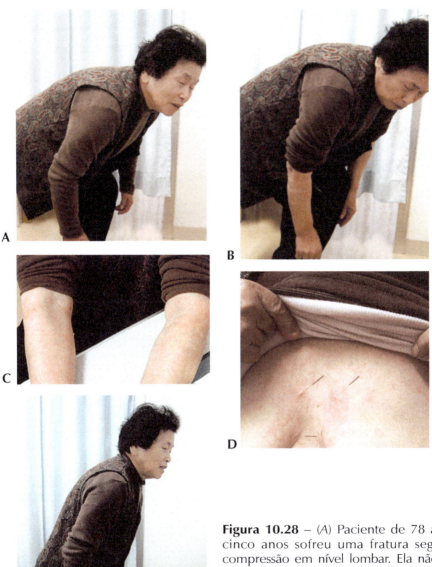

Figura 10.28 – (A) Paciente de 78 anos; há cinco anos sofreu uma fratura seguida de compressão em nível lombar. Ela não conseguia ficar ereta e reclamava de gonalgia. (B e C) As agulhas inseridas no braço deveriam corresponder aos locais de dor no joelho, mas não se obteve muito sucesso com esse agulhamento. (D) Inserção de agulha no ponto lombar da somatotopia torácica obteve bom resultado. (E) Dores e movimentação mostram nítida melhora. O tratamento é levado adiante.

Caso 26 (Fig. 10.29)

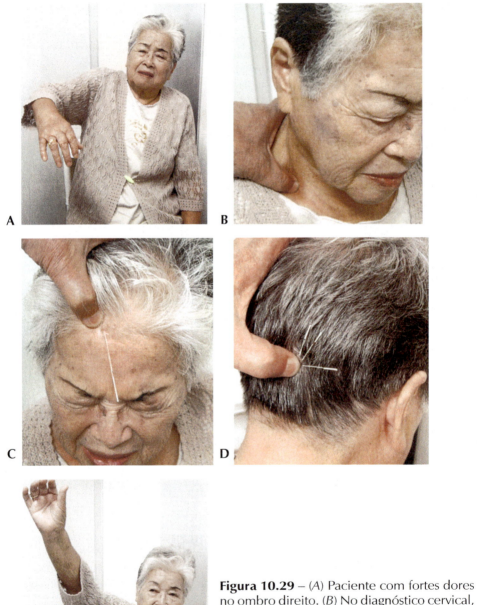

Figura 10.29 – (A) Paciente com fortes dores no ombro direito. (B) No diagnóstico cervical, identifica-se positividade na área correspondente ao Rim. (C) O ponto do nervo olfatório é punturado. (D) O ponto *masterkey* para tratar extremidades superiores também é agulhado. (E) As dores da paciente melhoraram bastante e o braço está mais móvel e livre.

Caso 27 (Fig. 10.30)

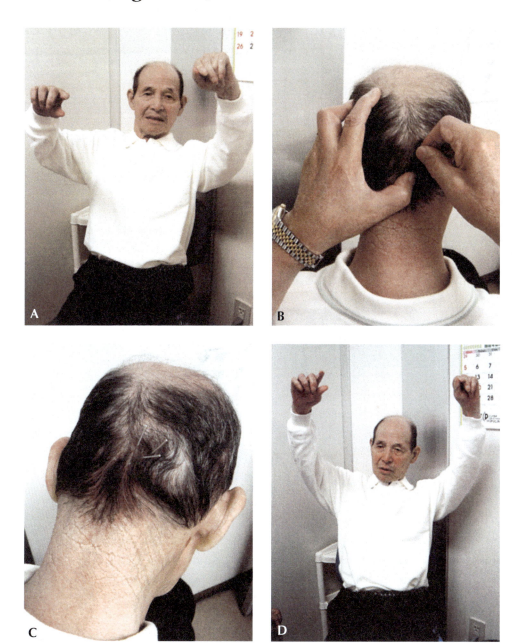

Figura 10.30 – (A) Paciente vítima de fratura na coluna cervical, foi submetido à cirurgia. Mantém, no entanto, restrição nos movimentos. (B e C) O ponto *masterkey* para tratar a metade superior do corpo é agulhado. (D) A mobilidade apresenta melhora.

Caso 28 (Fig. 10.31)

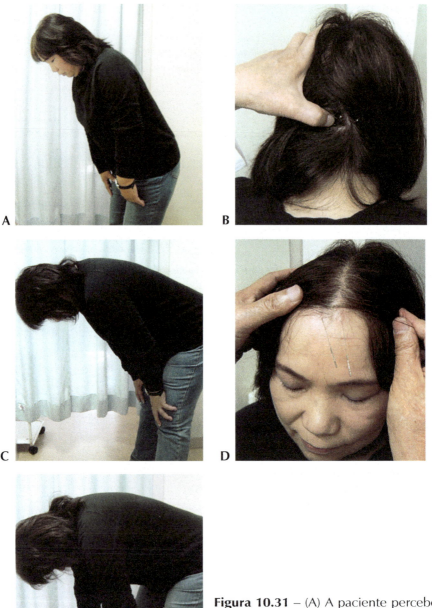

Figura 10.31 – (A) A paciente percebeu o aparecimento súbito de fortes dores nas costas, as quais a impossibilitavam de curvar-se. (B) Dois pontos *masterkey* foram agulhados. (C) A mobilidade melhorou. (D) Foram inseridas ainda agulhas em dois pontos básicos A. (E) Depois disso, a paciente ficou livre de dor.

11

Estudos e Estatísticas

Primeiro Estudo de Bonn da Nova Craniopuntura de Yamamoto

Nova Craniopuntura de Yamamoto no Auxílio aos Pacientes com Dor

T. Schockert

("Ultraschall-Topometrie (UST) als objectives Berwertungskriterium in der klinischen Forschung". Akupunktur & Traditionelle Chinesiche Medizin, *3/2003, p. 169-171, Medizinisch Literarische Verlagsgesellschaft, Uelzen)*

Resumo

Com a ajuda de um método de medição controlado por computador, conseguiu-se pela primeira vez examinar objetivamente a efetividade de uma técnica de acupuntura no tratamento de dores envolvendo o aparelho locomotor. Cento e quatro pessoas, as quais sofriam de fortes dores nesse sistema do organismo, foram tratadas em uma única sessão com a Nova Craniopuntura de Yamamoto (YNSA). A duração do procedimento acupunterápico oscilou em torno de 3 a 9min, tendo sido esse também o período necessário para se fazer as devidas mensurações com o topômetro em tempo real.

*Na topometria, verificou-se melhora subjetivamente perceptível em 55 dos 104 pacientes (58,5%), sensação que pôde ser detectada também pelo padrão medido no aparelho**. No restante, 7 pacientes não sentiram efeito e, em 33 pacientes, o registro topométrico não se alterou entre antes e depois da acupuntura craniana. Por fim, em 6 pessoas, a nota final total verificada pela topometria se mostrou pior em relação à mensuração feita antes da craniopuntura. Concomitantemente, 97 pessoas (93,3%) atribuíram subjetivamente à acupuntura craniana um bom efeito. Após um período relativamente curto de tratamento pela acupuntura craniana, alguns pacientes chegaram a ficar até mais de 2 anos sem dores ou queixas; em certos casos, as queixas haviam se reduzido substancialmente.*

Método

De agosto de 2000 a março de 2001, 104 pessoas que sofriam de fortes dores no aparelho locomotor foram submetidas a uma sessão única de YNSA. A duração da acupuntura foi de 3 a 9min, e correspondeu ao período necessário para se fazer mensurações com o topômetro em tempo real.

---

* **N. do T.:** "Topometria por ultrassom (TUS) como critério de avaliação em pesquisa clínica".

** **N. do T.:** Em outras palavras, tem-se aqui uma sensação subjetiva sendo confirmada objetivamente por meio de um aparelho. Nada melhor para a medicina ocidental, a qual é quase totalmente baseada em evidências. Como será visto mais adiante, esse foi um dos objetivos desse presente estudo: facilitar a aceitação da acupuntura dentro do âmbito médico ocidental. Para uma medicina baseada em evidências, dê a ela evidências...

O instrumento de medição utilizado nesse estudo foi um topômetro ultrassonográfico de tempo real, o qual foi desenvolvido pelo ortopedista e físico diplomado Prof. Dr. Med. rer. nat. K. G. Schumpe. Esse método foi descrito na revista *Akupunktur & Traditionelle Chinesiche Medizin*, 3/2003, p. 166-168, Medizinisch Literarische Verlagsgesellschaft, Uelzen*.

O primeiro passo antes de dar início ao tratamento foi aferir a sensação subjetiva da dor de cada paciente por meio da escala visual analógica (EVA). Com uma barra vermelha sobre um fundo branco, a dor era estimada entre "muito forte" e "sem dor"; no verso, a dor era quantificada numericamente de 0 a 100. Então, tomava lugar o primeiro registro gráfico da evolução do movimento em especial, do movimento que mais intensamente precipitava a dor (registro pré-tratamento). Pacientes que sentiam fortes dores ao curvar-se, por exemplo, foram encorajados a repetir esse movimento até chegarem próximos ao limiar da dor. A evolução de todo esse movimento foi anotada criteriosamente em 3D e com precisão milimétrica pelo topômetro (Fig. 11.1). Uma vez concluída a craniopuntura, nova avaliação de dor era feita segundo a EVA. Para finalizar, uma segunda topometria era realizada pelo Prof. Schumpe (registro pós-tratamento). Todas as topometrias foram monitoradas e acompanhadas pessoalmente pelo Prof. Schumpe, e todas as craniopunturas foram realizadas única a exclusivamente pelo próprio autor do método acupunterápico.

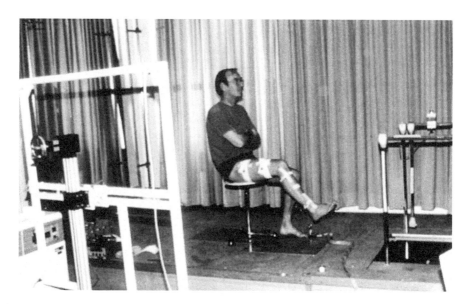

Figura 11.1 – Registro da evolução do movimento pré e pós-Nova Craniopuntura de Yamamoto por meio de topometria.

---

* **N. do T.:** Título original: "Ultraschall-Echzeit-Topometrie (UST) – ein Verfahren zum objektiven Nachweis von Therapiewirkungen, hier am Beispiel der Yamamoto Neuen Schädelakupunktur (YNSA)". Disponível em: http://www.mlverlag.de/weinaku/aku3_2003.pdf

Resultados

Noventa e sete pessoas (93,3%) consideraram uma única e curta sessão de cranio-puntura efetiva. Dessas 97 pessoas, 55 (58,5%) tiveram essa efetividade comprovada também objetivamente pela topometria por ultrassom em tempo real. Sete pacientes não sentiram nenhum efeito e, em 33, não se verificou qualquer mudança no padrão topométrico, comparando-se os registros pré e pós-craniopuntura. Em 6 pessoas, o padrão topométrico piorou.

Relato de Caso

Paciente de 60 anos com diagnóstico prévio de poliartrose e síndrome de Guillain-Barré, queixando-se de quadro de dores em ombros e braços, as quais se faziam acompanhar de parestesias ao movimentar os membros superiores. Antes do trata-mento, a avaliação dessas dores segundo a EVA foi de 88. Então, a paciente foi sub-metida à craniopuntura bilateral. Após isso, a avaliação da EVA chegou a 0. A paciente expressou-se subjetivamente da seguinte forma: "...as dores sumiram, isso é fantásti-co...". O período de calmaria total da dor se manteve por 78 dias, e o período das dores mais fracas se manteve por 104 dias. Em conversa telefônica, a paciente disse que havia inclusive iniciado uma série de atividades antes impossíveis em virtude da dor. Na topometria, o movimento do braço direito desenhou-se para trás (ou seja, ampliou-se posteriormente). As sensações subjetivas da paciente coincidiram perfei-tamente com os dados mensurados objetivamente pela aparelhagem.

Topometria por Ultrassom em Tempo Real

A topometria de tempo real abriu a possibilidade de testar e comprovar a eficiência de terapias que alegam eliminar ou melhorar as dores presentes no aparelho locomotor. Se houver movimentação após o tratamento em questão, ele poderá ser considerado efetivo para o paciente. Na topometria por ultrassom em tempo real, essa melhora objetiva foi comprovada em 55 pessoas (58,5%).

Em 33 pacientes, porém, o aparelho não foi capaz de registrar nenhuma alteração no padrão de movimento antes e depois da craniopuntura. Por outro lado, a topometria consegue mostrar de maneira implacável quando um determinado tratamento não tem efeito. Há, até o momento, uma correlação apenas moderada com a clínica*. Mais estudos serão necessários.

O fato de 6 pacientes terem piorado após o tratamento pela craniopuntura é de se estranhar. Talvez possa se atribuir a esses casos algo semelhante ao que acontece na homeopatia quando se tem o denominado "agravamento homeopático"**.

---

* **N. do T.:** Em virtude de alguns casos efetivos na clínica não obterem tal efetividade na comprovação pelo aparelho.

** **N. do T:** Para maiores informações sobre "agravamento homeopático", ler: VITHOULKAS, G. *Homeopatia: ciência e cura* (10ª ed.). São Paulo: Cultrix, s.d., p. 316.

Efeitos da Acupuntura

A interpretação das análises dos movimentos feitas via topometria mostram que grande parte dos pacientes submetidos a esse tratamento acupunterápico, com duração de 3 a 9min, consegue posteriormente mover-se melhor, mais harmonicamente, de forma mais ágil ou com mais força. Isso permite chegar próximo a uma conclusão, talvez, de que certos padrões de movimento, erroneamente registrados no cérebro pelo repetir contínuo, poderiam ser "apagados" e substituídos por "outros programas" mais saudáveis, melhores e mais fisiológicos. Postula-se que a craniopuntura, de alguma forma, consegue diminuir a dor pela inibição de sua transmissão até o cérebro. Com o apoio do que haveria de mais moderno no estudo da dor, é possível afirmar (em plena concordância com eles) ser a Nova Craniopuntura de Yamamoto uma forma especial de tratamento, capaz de "remover a memória da dor" eventualmente. Em outras palavras, a acupuntura abriria caminho, em pacientes com dor crônica, para novos movimentos, menos dolorosos e mais fisiológicos.

Mais informações e literatura na Internet: http://www.ynsa.net

Yamamoto, T.; Schockert, T. Mit Schädelakupunktur Schmerzen erfolgreich behandeln.

Os autores do artigo e os editores da Zeitschrift für Akupunktur und Traditionelle Chinesische Medizin gostariam de expressar seus mais sinceros agradecimentos pela permissão de reprodução do texto e pela amigável cessão dos originais trabalhados. Isso vale tanto para esse estudo, quanto para o estudo seguinte.

Segundo Estudo de Bonn da Nova Craniopuntura de Yamamoto

Tratamento Bem-sucedido de Acidentes Vasculares Cerebrais por meio da Nova Craniopuntura de Yamamoto

T. Schockert; B. Boroojerdi; T. Yamamoto; G. Schumpe

(*"Eine offene, prospective, topometrisch kontrollierte Studie"*. Akupunktur & Traditionelle Chinesiche Medizin, *3/2003, p. 172-180, Medizinisch Literarische Verlagsgesellschaft, Uelzen)*[*]

Resumo

O objetivo do estudo-piloto apresentado é demonstrar a eficiência da YNSA no tratamento de pacientes acometidos por acidente vascular cerebral (AVC) com auxílio

---

[*] **N. do T.:** "Um estudo aberto, prospectivo, topométrico e controlado".

de um método objetivo de mensuração, como é o caso da topometria. Antes de serem submetidos a tratamento pela YNSA, 23 pacientes vítimas de AVC passaram por rigoroso exame neurológico e por documentação topométrica (isto é, empregando topometria tridimensional) do movimento de braços ou pernas paréticos. Após a YNSA, esses mesmos pacientes foram novamente reavaliados segundo esses dois parâmetros. Por fim, foram colhidas ainda as impressões subjetivas deles em relação ao tratamento logo em seguida a ele e 3 semanas depois.

Na topometria, 14 dos 23 pacientes mostraram nítida melhora do movimento após a intervenção pela YNSA. Subjetivamente, tal efeito se manteve por até 17 dias. No exame neurológico, não foi possível atestar essa melhora pós-acupuntura em termos de movimentação de braço ou perna. No tratamento de insulto apoplético, hoje em dia não há nenhuma terapia realmente eficiente disponível, com exceção da trombólise. Nesse sentido, a YNSA oferece valiosa contribuição aos conceitos terapêuticos já existentes, na medida em que se vê os pacientes tirarem bom proveito dela, tanto subjetiva, quanto objetivamente. Seria recomendável sua instituição precoce já no atendimento pré-hospitalar ou no atendimento de resgate, por exemplo, por tratar-se de modalidade terapêutica de fácil aplicação. Além disso, um tratamento bem-sucedido pela YNSA pode ainda trazer boas vantagens do ponto de vista econômico, uma vez que permite não só dispensar, em muitos casos, a contínua assistência de que necessitariam os pacientes sequelados, como também facilitaria, muitas vezes, a reintegração deles ao processo normal de trabalho.

Palavras-chave: Nova Craniopuntura de Yamamoto, topometria, tratamento de AVC.

Introdução

Na Alemanha, o insulto apoplético figura como a terceira causa de morte, sendo precedido apenas por doenças coronarianas e tumores malignos*. O "derrame" é a principal causa de invalidez na velhice. Cerca de 20% dos acometidos falecem já no momento de instalação do AVC. As sequelas e limitações físicas persistentes, demandando cuidados externos contínuos, acometem 70%[11]. A terapia básica do AVC agudo prevê uma série de medidas, tais como manutenção de nível pressórico um pouco mais elevado que o geralmente aceito**, manutenção da permeabilidade das vias aéreas,

---

* **N. do T.:** No Brasil, cifras de 2004 divulgadas pelo Ministério da Saúde demonstram que, das 285.543 mortes causadas por problemas relacionados ao sistema circulatório (primeiro lugar nas estatísticas de mortalidade), 90.930 (31,8%) foram em decorrência de AVC, o que o colocaria em primeiro lugar nessa lista. E mais: segundo o *Atlas de Doenças Cardíacas e Derrames*, lançado pela Organização Mundial da Saúde (OMS), nosso país ocuparia o sexto lugar na lista das maiores vítimas dessa doença.

** **N. do T.:** Esse assunto suscita bastante discussão até os dias de hoje, mas, em geral, procura-se evitar redução ou controle intempestivo da pressão arterial (PA) na fase aguda do AVC. Isso se dá porque o equilíbrio entre pressão de perfusão cerebral (PPC) e resistência cerebrovascular (RCV), que geralmente é garantido pelo mecanismo de autor-regulação cerebral, está muito frequentemente comprometido nessa fase, e dependente, portanto, dos níveis da PA sistêmica. Assim, é quase um consenso evitar o rápido controle da PA. Se o paciente está hipertenso (geralmente é o caso), o que se pode fazer, eventualmente, é postergar um pouco o controle de sua hipertensão. Exceções óbvias envolvendo essa regra seriam certas condições clínicas, tais como isquemia miocárdica, insuficiência renal/cardíaca ou dissecção de aorta concomitantes ao quadro. Ou então, quando a pressão está "absurdamente" elevada, com valores de pressão arterial sistólica (PAS) > 220mmHg e pressão arterial diastólica (PAD) > 120mmHg.

obtenção de normoglicemia, otimização da fração de ejeção cardíaca, diminuição da temperatura corporal e da pressão intracraniana (PIC), além de cuidados gerais envolvendo aspiração profilática de secreções e mobilização precoce[3].

A terapia trombolítica como único conceito terapêutico acadêmico possível está disponível apenas para uma pequena parte dos pacientes. Mencionamos um estudo realizado em Colônia (para ilustrar o assunto) baseado em um período de 18 meses, nos quais foram internados 4.032 pacientes com suspeita de AVC agudo. Dos 453 pacientes encaminhados para a realização de terapia trombolítica, apenas 100 preencheram os critérios para tratamento lítico com ativador de plasminogênio tecidual recombinante (rt-PA – *recombinant tissue plasminogen activator*). Os critérios principais para a instituição dessa terapia são: início dos sintomas num período abaixo de 3h, idade abaixo de 80 anos, ausência de distúrbio grave no nível de consciência[8]*.

Nesse ponto, pergunta-se qual a possível terapia que restaria aos que não preenchem tais critérios. A YNSA, nesse sentido, apresenta-se como elemento enriquecedor, a qual se soma às terapias básicas[2,3,8,36].

Trinta Anos da Nova Craniopuntura de Yamamoto

A YNSA foi trazida pela primeira vez aos olhos do mundo em 1973. Daquela época até hoje, aquela terapia que se iniciou com um pequeno sistema de cinco pontos, evoluiu enormemente, acrescentando a si a descoberta de outros novos pontos e de outros novos microssistemas (pontos básicos e pontos Y, somatotopia da região pubiana, Nova Acupuntura Torácica de Yamamoto [*Yamamoto New Chest Acupuncture*], etc.). Acrescentando-se a isso novas possibilidades de avaliação pelos diagnósticos abdominal e cervical, pode-se dizer que é possível realizar hoje, por esse método, uma terapia individual, dirigida, adequada às necessidades de cada paciente e de elevada eficácia. Nesse ponto, mencionamos o primeiro estudo realizado para verificação da eficiência da YNSA em pacientes portadores de dores no aparelho locomotor (*Deutsche Zeitschrift für Akupunktur* (DZA), 2/2002). A conclusão a que se chegou foi de que a YNSA se mostrou, de fato, uma terapia eficiente no tratamento de dores vinculadas ao aparelho locomotor, tendo sido referida pelos pacientes uma melhora subjetiva em torno de 93,3% (n = 104). E mais: 58,5% do total de pacientes submetidos a uma única sessão tiveram não somente uma melhora subjetiva da dor (caracterizada pela diminuição da dor ou até pela supressão completa por um período que se estendeu, em parte, por até mais de um ano), mas também uma melhora objetiva, a qual foi confirmada por registros bem documentados[26].

Questões Levantadas

A YNSA poderia realmente influenciar de forma positiva paresias ou sequelas residuais secundárias ao AVC?

---

* **N. do T.:** Outros critérios que podem ser mencionados são: persistência do déficit neurológico e tomografia computadorizada (TC) de crânio não contrastada, sem evidência de hemorragia.

É possível detectar e comprovar algum efeito após uma única sessão?

Por quanto tempo podem, subjetivamente, se manter os efeitos decorrentes de uma única sessão?

Seria indicada a instituição da YNSA nos protocolos do serviço médico de resgate aos pacientes vítimas de AVC?

Metodologia da Nova Craniopuntura de Yamamoto

A YNSA é uma forma particular de acupuntura tradicional. Sua metodologia se baseia em uma somatotopia detectável sobre o crânio. Semelhante ao que acontece com a auriculopuntura e com a acupuntura bucal, teríamos uma área circunscrita no crânio em que se projeta a totalidade do corpo humano. O aparelho locomotor está na linha de implantação do cabelo, na fronte; os órgãos internos, nos pontos Y correspondentes, situados sobre a região temporal, bilateralmente. A acupuntura craniana diferencia ainda uma somatotopia *Yin*, situada na porção frontal da cabeça, e uma somatotopia *Yang*, presente na porção posterior da cabeça. Por intermédio da técnica de diagnóstico cervical japonês, localizam-se áreas de maior sensibilidade ou desconforto no pescoço, que, por sua vez, encontram correspondência nos pontos Y, sobre as têmporas. Cada meridiano da Medicina Tradicional Chinesa (MTC) tem um ponto que o representa na cabeça (na região temporal) e outro no pescoço, os quais são determinados por uma maior sensibilidade à pressão. Se o ponto do Rim no pescoço estiver dolorido, por exemplo, o ponto do Rim na têmpora deverá ser agulhado. Se a agulha estiver corretamente posicionada, a dor à pressão no pescoço desaparecerá. Tal conhecimento é importante, visto proporcionar um meio de checar imediatamente a qualidade do agulhamento. Nesse estudo, chama-se especial atenção para um grupo de pontos utilizado, os pontos cerebrais (pontos de cérebro, cerebelo e gânglios basais). Ao verificar a dor à pressão nas áreas de esterno e processo xifoide, é possível determinar com precisão quais os pontos cerebrais a serem tratados. Após o correto agulhamento, essas áreas de desconforto à pressão situadas no tórax também desaparecerão. Em seguida, são utilizados pontos básicos ao nível da linha de implantação do cabelo. Nesse estudo, fez-se uso do *punctum maximum* (ponto máximo) de dor à pressão, relacionado à área a ser tratada[36-39].

Todos os pacientes foram submetidos, sem exceção, a uma única sessão de tratamento. O período de permanência da agulha foi de 5 a 9min, em média; o tempo necessário para se poder realizar o registro topométrico. Utilizamos, para o procedimento acupunterápico, agulhas descartáveis de aço inoxidável tamanho $0,25 \times 25$mm.

Plano de Estudo

Critérios de inclusão e exclusão: puderam tomar parte nesse estudo todos os pacientes que, após evento cerebral isquêmico (insulto apoplético), ficaram com sequela parcial da atividade motora (paresia). Era desejável a mínima mobilidade do braço ou perna acometidos para que a comparação dos dados topométricos antes e depois da acupuntura pudesse ser feita mais facilmente. Não puderam participar pacientes portadores de afasia sensitivo-motora ou portadores de síndrome de heminegligência (Figs. 11.2 e 11.3).

Pacientes: foram avaliados 23 pacientes (8 mulheres e 15 homens, com idades entre 38 e 86 anos). O tempo de aparecimento/instalação da isquemia variou de 18 meses a 11 anos. Em 11 pacientes, o diagnóstico foi de infarto cerebral e, em 12 pacientes, de hemorragia cerebral.

Todos os pacientes foram devidamente informados a respeito do estudo ao qual seriam submetidos, tanto verbalmente, quanto de forma escrita, deixando seu consentimento assinado.

Propedêutica neurológica: os pacientes foram submetidos a exame neurológico para avaliação de sua motricidade (grau de paresia de 0 a 5 na escala MRC [Medical Research Council], exame dos reflexos, pesquisa de sinais de liberação piramidal). Adicionalmente, todos os pacientes foram submetidos, antes e depois da YNSA, à averiguação dos itens relativos à motricidade da escala de avaliação do AVC do National Institute of Health (NIH), levando em consideração paresias em rosto, braços, pernas e sinais de liberação piramidal. Os resultados dessa classificação pré e pós-acupuntura foram comparados por meio de um teste t, bilateral, para amostras dependentes.

Topometria por Ultrassom em Tempo Real

Como instrumento de medição utilizado nesse estudo de acupuntura de Bonn, foi empregado um topômetro por ultrassom em tempo real, que foi desenvolvido pelo

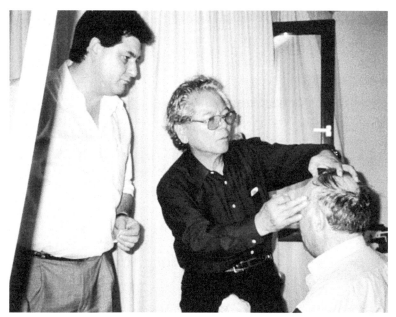

Figura 11.2 – Dr. Yamamoto (centro) e Dr. Schockert (esquerda) durante sessão de tratamento de paciente vítima de acidente vascular isquêmico (direita), na Universidade de Bonn.

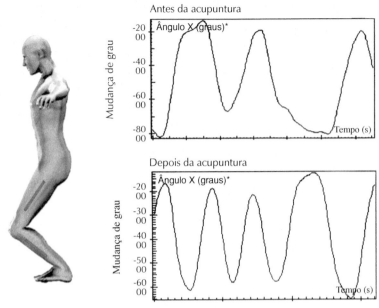

Figura 11.3 – A imagem mostra um exemplo de modificação positiva na motricidade de membro inferior parético registrado por topometria, antes e depois da acupuntura.

ortopedista e físico diplomado Prof. Dr. med. Dr. rer. nat. K. G. Schumpe. Esse método foi descrito na "Akupunktur & Traditionelle Chinesiche Medizin" (Acupuntura e MTC), 3/2003, págs. 166-168, publicada pela Companhia Editorial de Literatura Médica, da cidade de Uelzen.

Execução do Estudo

Duas semanas antes de o estudo ser iniciado, todos os pacientes foram submetidos à anamnese, bem como orientados e esclarecidos quanto à natureza do trabalho que estaria por vir. No dia do exame, pouco antes de Schumpe iniciar a topometria, os pacientes foram examinados por Boroojerdi de um ponto de vista neurológico. Quatorze pacientes foram tratados por Yamamoto e 9 por Schockert. Imediatamente após o tratamento, Schumpe conduzia nova topometria; seguida, logo depois, de reexame neurológico efetuado por Boroojerdi.

Relato de Caso

Um paciente com dificuldade para elevar o pé* em consequência de uma lesão no nervo fibular comum conseguiu, imediatamente após o tratamento com a YNSA, elevá-lo. Essa mudança positiva na evolução da motricidade foi devidamente acompanhada de nítida melhora no registro topométrico.

---

* **N. do T.:** O vulgo "pé caído", que se vê tão frequentemente em neurologia.

Impressão Subjetiva dos Pacientes Tratados

Dezessete dos vinte e três pacientes tratados perceberam melhora em seu estado. Em concordância com isso, 12 pacientes ainda relataram melhora na motricidade do membro afetado, sensação de "desprendimento" (isto é, como se algo tivesse se soltado), leveza, redução da espasticidade, bem-estar e maior segurança na realização dos movimentos.

Resultados

Exame Neurológico e Escala de Avaliação de Acidente Vascular Cerebral do National Institute of Health

No exame neurológico, não foi possível atestar nenhuma diferença na força muscular e no movimento entre antes da acupuntura e depois da acupuntura. A ecala de avaliação de AVC do NIH tampouco mostrou mudança significativa nos quatro itens avaliados após a craniopuntura.

Topometria

A Topometria mostrou que 14 dos 23 pacientes apresentaram melhora em pelo menos um dos critérios de avaliação mencionados anteriormente. Já nas 9 pessoas restantes, nenhuma mudança no padrão de movimento foi identificada, topometricamente, após o tratamento por acupuntura.

Discussão

Na Alemanha, o insulto apoplético figura estatisticamente em terceiro lugar nas causa de morte e, no mundo todo, é o principal responsável pela dependência adquirida pelos idosos quanto a cuidados especiais[11,20]. Com exceção da terapia trombolítica[1], destinada apenas a uma minoria de pacientes, não há outro método de tratamento específico e eficiente disponível para quem sofre de AVC (lembrando que o risco de sangramento cerebral pós-trombólise gira em torno de 8,8%[25]). Nesse sentido, a YNSA vem enriquecer e oferecer valiosa contribuição às diretrizes atuais de tratamento do AVC, na medida em que pode ser utilizada em todos os pacientes que não preencheram os critérios para a terapia trombólica[8].

A necessidade de melhorar a assistência oferecida às vítimas de AVC é salientada, dentre outros, também por Schenkel e Diener, que chamam a atenção, mais uma vez, para o fato de a terapia trombótica servir apenas como alternativa viável para poucos pacientes[25]. Tanto a OMS quanto o NIH preconizam a realização de acupuntura para tratamento de pacientes acometidos por AVC[14, 17]. No mundo inteiro, essa terapia é frequentemente empregada e, em virtude de seu bom efeito, recomendada[4, 6, 9, 10, 13, 16, 19, 23, 35-39, 41]. Da mesma forma, temos o trabalho de Ernst e White, publicado no *Wiener Medizinischen Wochenschrift*, reiterando a indicação da acupuntura no auxílio e reabilitação de pacientes com AVC[5]. Zhang vislumbra para o tratamento neurológico moderno das apoplexias, a necessidade imperisa de aplicação da acupuntura, lembrando que, na Chna, 90% dos pacientes vítimas de derrame saem do hospital com vida[40].

Pie *et al.* também colocam que o uso precoce da eletroacupuntura no AVC agudo pode melhorar nitidamente as funções motoras do paciente e facilitar-lhe a vida para atividades cotidianas[22]. Vozes críticas salientam, porém, que o método acupunterápico indicado pela MTC não se presta ao tratamento de pacientes com AVC[15, 21, 30, 33, 34]. A falta de grupos-controle e de simulações da acupuntura* para efeitos de comparação tem sido bastante criticada em metanálises, as quais afirmam que os benefícios da acupuntura no tratamento de pacientes com AVC carecerem ainda de efetiva comprovação[30, 34]. Para rebater essas acusações, pode-se eventualmente alegar que, em virtude de não se ter grande experiência nesse tipo de simulação, não há como se confiar plenamente em seus dados de avaliação[24].

Apesar de ser recomendado iniciar-se a terapia pela YNSA o quanto antes, casos de AVC que já se distanciaram em mais de 10 anos do momento de sua instalação também podem extrair significativos benefícios da craniopuntura. A instituição de um tratamento precoce agiria no sentido de reduzir a mortalidade, bem como a morbidade (caracterizada pelas complicações associadas ao AVC, as quais teriam sua frequência e intensidade reduzidas pela craniopuntura).

Tanto na China quanto no Japão, o tratamento do AVC por acupuntura começa o mais cedo possível. Também Grotte postulou a possibilidade de se incorporar precocemente a acupuntura à rotina hospitalar no tratamento do AVC (se possível, já na sala de emergência do pronto-socorro)[9].

Ericson sugere começar o tratamento acupunterápico apenas duas semanas após a instalação do evento isquêmico agudo, pois resultados de estudos envolvendo acupuntura chinesa demonstraram que ela seria capaz de abrir as artérias cerebrais, o que acabaria melhorando a capacidade de perfusão cerebral. Nas oclusões arteriais, tais efeitos seriam desejáveis. Já nas hemorragias agudas, porém, teriam de ser evitados. Estudos confiáveis, capazes de oferecer uma sugestão válida de quando deveria ser realmente o momento mais propício para se iniciar o tratamento do derrame por meio de acupuntura, não existem até o presente instante[4]. Os estudos disponíveis na literatura relacionados ao tratamento do AVC por acupuntura fazem todos menção, sem exceção, à acupuntura tradicional chinesa, eletroacupuntura ou neuroestimulação elétrica transcutânea (TENS)[18] e se contradizem em suas afirmações com uma frequência até que considerável[5, 21].

Os críticos em metanálise acreditam que um parecer definitivo sobre a eficácia da acupuntura no tratamento de AVC será um tanto quanto difícil de se conseguir em curto prazo, a começar pelo fato de qualidade e desenhos de estudo na acupuntura chinesa não serem, de todo, ainda livres de críticas[30, 34].

---

* **N. do T.:** Isto é, a colocação de agulhas fora dos pontos descritos, algo como um placebo, pseudoplacebo ou falsa acupuntura.

Estudos atuais sobre a eficácia da YNSA no tratamento de acidentes vasculares cerebrais ainda não existem. Como retrospectivamente a experiência na relação YNSA-AVC mostrou-se muito favorável, abdicamos propositadamente, por motivos éticos, da necessidade de realizar falsa-acupuntura ou acupuntura-placebo em grupos-controle. O mascaramento (implementação de caráter cego) e a formação de grupos-controle não pareceram obrigatoriamente necessários diante do emprego da topometria. Nesse ponto, salientamos o significado da topometria: ela registra a evolução dos movimentos em 3D, com precisão milimétrica. No presente estudo, tratamento médico (Yamamoto, Schockert), observação e análise técnica via topometria (Schumpe) e exame físico neurológico (Boroojerdi) foram realizados de forma estritamente separada*.

No mascaramento duplo-cego lembro que é extremamente improvável que o terapeuta trate de olhos vendados o paciente, e que o paciente, por seu turno, conheça todos os pontos usados no tratamento da YNSA e suas respectivas funções. O emprego de falsa-acupuntura ou acupuntura-placebo deveria ser descartado, uma vez que o constante aprimoramento de novos sistemas de acupuntura, com a descoberta de novos pontos, jamais conseguirá excluir de todo a possibilidade de que, naquele local aleatoriamente escolhido, exista um ponto de acupuntura. As agulhas de acupuntura-placebo desenvolvidas por Streitberger também não foram levadas em consideração, pois, em alguns casos, acupressura ou micropressura[12] já são suficientes para desencadear um efeito positivo no paciente[24, 31, 32].

Os efeitos imediatos obtidos pela YNSA nos induzem a considerar a craniopuntura japonesa mais eficiente que a acupuntura tradicional chinesa no tratamento dos derrames. Os bons resultados da YNSA descritos pelos pacientes após uma única sessão de acupuntura (efeitos que chegaram a se prolongar por até 17 dias) e os registros topométricos obtidos nesse estudo reforçam ainda mais essa afirmação.

Perspectivas

Com base em 30 anos de experiência com YNSA e múltiplas confirmações de seu sucesso espalhadas pelo mundo (vindas tanto de acupunturistas quanto de pacientes), parece razoável e fácil compreender a proposição feita aqui: também na Europa os pacientes com AVC deveriam usufruir os benefícios da YNSA como terapia adjuvante[6, 10, 23, 36-39]. Os resultados desse estudo-piloto também confirmam observações retrospectivas feitas por Toshikatsu Yamamoto no ano de 1983. Em seu livro *YNSA*, Yamamoto descreve-a como uma terapia eficiente no tratamento de paresias decorrentes de insultos vasculares isquêmicos[36]. Uma vez que a feitura da craniopuntura, após aprendizado adequado, é relativamente fácil, tal tratamento poderia ser iniciado já no primeiro momento, pelo médico socorrista, dando a devida continuidade ao tratamento nas etapas terapêuticas subsequentes (ou seja, durante a fase de internação hospitalar, o processo de reabilitação e o acompanhamento ambulatorial).

---

*   **N. do T.:** A fim de evitar eventual influência de um sobre o outro.

Chama-se atenção também para os grandes benefícios que a YNSA pode trazer à economia e à previdência social. O presidente da Techniker Krankenkasse Aachen, por exemplo, estima que os gastos impingidos por um paciente com AVC aos cofres do convênio nos primeiros seis meses de sua doença são de cerca de 80.000 Euros. Se uma fração dos pacientes submetidos à YNSA conseguisse melhora motora, dispensando a necessidade de futuros cuidados especiais, grande coisa já teria sido feita (tanto para o paciente quanto para o convênio). Igualmente de valor para a economia seria a possibilidade de reintegração ao mercado de trabalho, à qual muitos pacientes tratados pela YNSA podem aspirar. Mesmo distúrbios de linguagem podem ser influenciados positivamente e tratados por meio do ponto da afasia[36, 39].

O tratamento pela YNSA do paciente internado também não acarretaria maior gasto aos seguros de saúde. Por sessão utilizam-se em torno de 5 a 10 agulhas, o que representaria um dispêndio de, no máximo, 1,50 Euro.

Subjetivamente, homens e mulheres submetidos a uma única sessão de tratamento pela YNSA referiram melhora na capacidade motora, na qualidade de vida e na sensação de bem-estar. Mesmo pacientes que não apresentaram melhora objetiva em seu padrão motor de acordo com a topometria puderam aproveitar-se subjetivamente dos efeitos da YNSA.

No exame neurológico, não foi possível detectar alteração significativa no padrão motor dos pacientes (entre antes e depois da acupuntura). Por uma questão ética, seria indicada a continuidade desse trabalho em estudos mais abrangentes e de maiores proporções.

Agradecimento

Por fim, gostaríamos de agradecer a todos os participantes, homens e mulheres, que se colocaram à nossa disposição, como pacientes, para que fosse possível a realização desse estudo.

Impressões dos Pacientes

Em seguida, apresentamos algumas das impressões referidas por participantes desse estudo, em pergunta sobre o estado de saúde feita por telefone.

Paciente 1 – J. L.: Tinha dificuldade para calçar os sapatos, pois os dedos dos pés se agarravam ao mínimo contato com o calçado. O sentar-se apoiado no lado esquerdo parecia também ser um tanto difícil. Após a terapia, o paciente disse que os dedos dos pés "soltaram-se mais", o pé esquerdo "liberou-se um pouco também" e o apoiar-se sobre o lado esquerdo tornou-se menos complicado.

Paciente 2 – H. R.: Antes da terapia, o paciente não conseguia mexer ativamente o braço esquerdo. Imediatamente após a sessão, o paciente relatou "uma sensação no braço esquerdo" (a motricidade se mostrou claramente melhor, no registro topométrico). Após 17 dias da única sessão de YNSA a que fora submetido, o paciente H. R. conseguia ainda abduzir o braço esquerdo lateralmente em 45°.

Paciente 3 – D. K.: Transcorridos 16 dias após a terapia com YNSA, o paciente D.K. referiu uma melhora na mobilidade do braço e da perna esquerdos. A sensação de bem-estar também se mostrou nitidamente mais acentuada. Antes da sessão de YNSA, D. K. não se aventurava sequer a andar sozinho. Agora, tem confiança até para caminhar sem sua bengala.

Paciente 4 – U. B.: O movimento da articulação do joelho esquerdo tornou-se mais fácil e, com isso, também o subir de escadas.

Paciente 5 – W. A.: O paciente relatou uma melhora no bem-estar geral e na facilidade para realizar movimentos. Seu andar se tornou mais seguro, sobretudo no que tange à subida de escadas.

Paciente 6 – O. L.: O paciente comentou que, no primeiro dia, sentiu-se bastante sonolento após a realização da sessão. Então, a partir do segundo dia, começou a perceber uma melhora nítida em seu caminhar; tal melhora perdurou por 14 dias. Sua sensação de bem-estar geral melhorou, bem como seu humor. Pôde sentir igualmente uma boa melhora em seu equilíbrio. Passados os 14 dias, sentiu nova sonolência, acompanhada de redução do impulso motor. Todos os efeitos positivos referidos pelo paciente não se mostraram detectáveis nos registros topométricos.

Paciente 7 – M. T.: Por 14 dias, o paciente sentiu uma espécie de "aquecimento" no lado hemiparético direito. "Percebi pela primeira vez, de novo, que tinha um lado direito". A motilidade permaneceu subjetivamente inalterada, muito embora a melhora no padrão de evolução do movimento fora nítida no estudo topométrico.

Paciente 8 – I. K.: Conseguiu movimentar mais facilmente o braço direito, bem como estendê-lo a maior altura.

Paciente 9 – F. M.: A mobilidade das pernas mostrou-se melhor por um período de 14 dias. Nas próprias palavras de F. M.: "Foi uma melhora genial".

Paciente 10 – P. W.: A motricidade na perna melhorou imediatamente após a sessão, mantendo-se assim por 20 a 30min.

Paciente 11 – D. B.: O braço esquerdo, imóvel antes da sessão, pôde nitidamente ser mobilizado após ela. No entanto, o paciente não conseguiu notar isso subjetivamente.

Paciente 12 – E. H.: Relatou uma melhora consistente no caminhar. Para ele, ficou simplesmente mais fácil caminhar ereto.

Paciente 13 – H. M.: Por um período de meio dia, sentiu uma "liberação" maior dos movimentos no braço esquerdo.

Paciente 14 – R. P.: Queixava-se de sensação de pressão sobre o braço hemiparético direito, a qual ficou em suspenso por um período de dois dias após a sessão.

Paciente 15 – H.W.: Percebeu uma melhora na mobilidade do braço acometido e durante três dias, redução da espasticidade.

Paciente 16 – W.C.: Relatou uma sensação de bem-estar e leveza, além de melhora no caminhar.

Paciente 17 – G. S.: Notou melhora na sensação de bem-estar geral e em sua espasticidade.

Nova Agulha de Acupuntura para Pesquisas com Ressonância

T. Schockert

Os efeitos positivos da acupuntura são bem conhecidos há milhares de anos (provas indiretas de sua eficácia foram apresentadas inúmeras vezes), a pesquisa como um todo lida com tal problemática.

Porque, até hoje, pairam no ar grandes perguntas, a maioria delas ainda sem resposta. Seriam, por exemplo: como e onde age, mais precisamente, a acupuntura? Como e onde agem, em especial, a craniopuntura de Yamamoto e a acupuntura corporal sistêmica? Que efeito tem, de fato, a acupuntura de um único ponto? Como se modifica a atividade neuronal perante a aplicação de várias agulhas? O que acontece quando combinamos acupuntura sistêmica e acupuntura de microssistemas?

Com ajuda da ressonância magnética nuclear funcional (RMNf) tenta-se responder a esses e a muitos outros questionamentos, inclusive para melhorar a aceitação da acupuntura no mundo científico, o mundo da denominada medicina acadêmica pura (ou medicina baseada em evidências). Pesquisas realizadas com RMNf têm ganho cada vez mais importância junto a esse meio.

No entanto, para a aplicação dos estudos de acupuntura envolvendo RMNf, são necessárias agulhas especiais que, infelizmente, não se encontram disponíveis no mercado. Ampla discussão ocorrida por ocasião da Semana de Acupuntura Bad Nauheim 2004, durante o Congresso Anual da Deutsche Ärztegesellschaft für Akupuntur (DÄGfA), dedicou-se a tentar encontrar uma solução para esse problema. Assim, em seu mais recente trabalho envolvendo RMNf, Michael Hammes usou uma série de agulhas não magnéticas, cuja fabricação, por demais dispendiosa, torna-a inviável economicamente para estudos mais amplos. Por outro lado, fora o emprego de agulhas não magnéticas para a realização desse tipo de estudo, não ocorreu aos debatedores desse evento nenhuma outra alternativa ou possibilidade.

Desde o início de 2003, tem sido utilizada uma nova agulha de acupuntura na investigação dos correlatos neurofuncionais da YNSA, via MRNf, no hospital universitário de Aachen. Essa agulha consiste num cilindro oco de metal, revestido de material sintético (Fig. 11.4).

Semelhante ao princípio dos cateteres endovenosos de demora, a agulha é devidamente locada no ponto de acupuntura, sendo em seguida retirado seu mandril de aço. Restará apenas a parte de material sintético, a qual é fixada ao ponto por meio de fita adesiva. O tamanho da peça de plástico inserida no ponto corresponderá mais ou menos ao de uma agulha de $0,30 \times 30$mm (Fig. 11.5).

O criador dessas novas agulhas, adequadas aos estudos de RMNf e acupuntura, comparando-as com as agulhas tradicionais, de aço e descartáveis, tanto por experimentação em si mesmo, quanto por seu uso no tratamento de inúmeros pacientes, pôde comprovar que há apenas um aumento insignificante da dor de uma em relação à outra (isto é, do novo modelo em relação ao antigo). A nova agulha é adequada tanto à

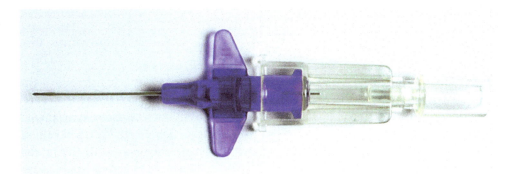

Figura 11.4 – Protótipo de nova agulha de pesquisa em acupuntura e ressonância magnética nuclear funcional.

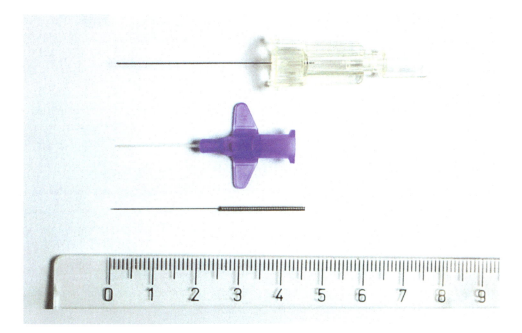

Figura 11.5 – Subunidades da nova agulha em comparação com agulha tradicional de acupuntura de tamanho 0,30 × 30mm.

craniopuntura quanto à acupuntura corporal sistêmica (não sendo indicada, no entanto, para uso em auriculopuntura ou acupuntura das mãos) e oferece ainda a vantagem de se poder aplicar medicações no ponto de acupuntura, seja de forma fracionada ou repetitiva.

Sua apresentação se dá em embalagem individual, de uso único e descartável; sua constituição é de poliuretano resistente à dobradura e antitrombogênico. Não possui policloreto de vinila (PVC) em sua composição, nem látex, tendo elevada biocompatibilidade para redução do risco de tromboflebites. Além disso, a presença de sulfato

196 – ESTUDOS E ESTATÍSTICAS

de bário junto à estrutura permite que seja radiopaca (e, consequentemente, contrastável às radiografias). A cânula de fino aço com aletas laterais e presença de bisel posterior garante um trauma mínimo durante a punção.

Por meio dessas novas agulhas, dá-se a pré-condição adequada para se estudar, via RMNf, Nova Craniopuntura de Yamamoto e acupuntura corporal sistêmica, esperando-se, com isso, poder elucidar e descrever mais precisamente seus mecanismos de ação. O autor está especialmente voltado à verificação da YNSA, uma vez que em sua prática diária tem conseguido grandes resultados por meio desse novo método de acupuntura.

Por meio de estudos científicos de altíssima qualidade empregando RMNf (a qual permitiria fazer da acupuntura um método terapêutico passível de ser investigado objetivamente), espera-se conseguir uma melhor aceitação dessa terapia por parte de seus maiores críticos, situados nas fileiras da medicina acadêmica e dos gestores serviços de saúde.

A denominação médica específica das agulhas de acupuntura adequadas à RMNf é: agulhas de pesquisa YNSA RMNf de Schockert.

Como protótipo, é utilizada atualmente a cânula intravenosa Vasculon TM plus 26Ga 0,6 × 19mm, nº ref. 393 300, adquirível pela firma Becton-Dickinson (BD) de Pullerstr. 8-12, 69126, Heidelberg, Alemanha.

Um registro de proteção legal para o novo modelo de agulha de Schockert foi feito em 18/06/2004.

Hartmut Heine e Anatomia dos Pontos da Nova Craniopuntura de Yamamoto

Em conformidade com a vontade do autor, a seguinte passagem foi mantida em seu original inglês!

Summary:

Prof. Dr. Hartmut Heine discovered in 1987 the anatomical truth about the "Acupuncture Point".

In the middle of the last century in an opening to Western technology, the Chinese adopted the expression "point" from Europe to describe an infinitely small slice or particle. But what is called a point in Europe, means a hole or cave in Mandarin-Chinese. In regard to this, the problem of the acupuncture point could be explained morphologically.

N. do T.: Sumário:

Prof. Dr. Hartmut Heine descobriu, em 1987, a verdade anatômica sobre os "pontos de acupuntura".

Na metade do século passado, em abertura à tecnologia ocidental, os chineses adotaram o termo "ponto" da Europa, a fim de designar uma partícula, parte ou fatia infinitamente pequena. No entanto, o que chamamos de "ponto" na Europa, na verdade, significa buraco ou caverna em chinês mandarim. Foi considerando isso que o problema do "acupunto" pôde ser explicado morfologicamente.

Entre tecido conectivo da pele e músculos passa, como limite colagenoso, a fáscia corporal superficial (*fascia corporalis superficialis*, Fcs). A Fcs cobre o corpo inteiro como uma meia de renda, com exceção de cabeça e dedos de mãos e pés. Na proximidade do ponto de acupuntura, a Fcs é penetrada por um feixe vasculonervoso, coberto frouxamente por tecido conectivo. A perfuração está presente na forma de laceração ou abertura circular. Tal perfuração também é o motivo pelo qual se observa quebra da resistência elétrica na vizinhança do ponto de acupuntura. Mais de 80% dos 361 pontos clássicos de acupuntura são estruturados como feixes vasculonervosos perfurando a Fcs, não obstante tenha observado Heine, na verdade, mais de 3.000 perfurações semelhantes a essas.

Between the connective tissue of the skin and the muscles passes a collagenous separation the superficial body fascia (Fascia corporis superficialis, Fcs.). The Fcs. covers the entire body like a stocking, apart from the head, fingers and toes. In the vicinity of an acupuncture point the Fcs. is penetrated by a nerve-vessel-bundle, covered loosely with connective tissue. The perforation is present in the form of a laceration or round opening. Such a perforation is also the reason for the breakdown of the electrical resistance in the vicinity of the acupuncture point. More than 80% of the classic 361 acupuncture points are structured as Fcs. perforating nerve/vessel bundles, although Heine observed about 3.000 such perforations to be present.

But also in regions without Fcs. the principle of the acupuncture points can be proved, as in the case of YNSA where the nerve/vessel bundles pierce the skull. Thus, the YNSA POINTS in the temporal region are in the vicinity of the trigeminal nerve that has somatotopic, organic, motoric sensory and secretory participation as well as anastomoses to other neighboring nerves. This gives the temporal region at most importance (Figs. 11.6 a 11.9).

Mas, mesmo nas regiões sem Fcs., o princípio dos pontos de acupuntura pode ser observado, como no caso da YNSA, onde o feixe vasculonervoso perfura o crânio. Assim, note-se que os pontos da YNSA se encontram na vizinhança do nervo trigêmeo, o qual possui participação somatotópica, orgânica, sensório-motora e secretória, bem como anastomoses, com outros nervos cranianos. Isso confere à região temporal maior importância (Figs. 11.6 a 11.9).

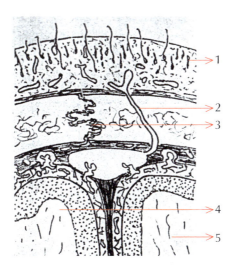

Figure 11.6 – *Shows a coronal section in the vicinity of the sagittal suture showing perforations through which nerve and vessel bundles penetrate. 1 = Hair; 2 = Venous short-circuit between the sagittal sinus ant the galea accompanied by trigeminus nerve fibers; 3 = Sagittal suture, also interspersed with fine trigeminal nerve fibers and blood vessels; 4 = Left hemisphere; 5 = Right hemisphere.* (Mostra corte coronal feito próximo à sutura sagital, mostrando perfurações pelas quais vasos e nervos penetram. 1 = Couro cabeludo; 2 = Curto-circuito venoso existente entre seio sagital e gálea, acompanhando fibras trigeminais; 3 = Sutura sagital, também entremeada por finas fibras trigeminais e por vasos sanguíneos; 4 = Hemisfério esquerdo; 5 = Hemisfério direito.)

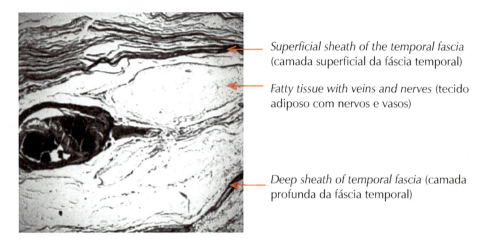

Figure 11.7 – *Transverse cut of the temporal region in the vicinity of the YNSA-SMALL INTESTINE POINT.* (Corte transversal da região temporal nas proximidades do ponto do Intestino Delgado da YNSA.)

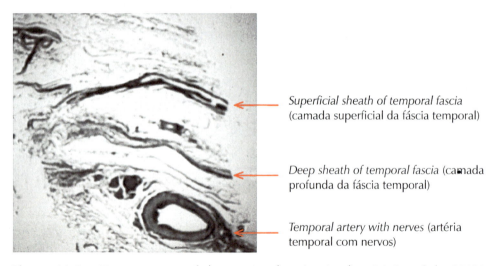

Figure 11.8 – *Transverse cut of the temporal region in the vicinity of the YNSA-STOMACH-POINT.* (Corte transversal da região temporal nas proximidades do ponto do Estômago da YNSA.)

Síntese de Estudo sobre Força Muscular

Estudo realizado em conjunto com o Prof. Nobusada Ishiko, do Abteilung Physiologie des Miyazaki Medical College (Departamento de Fisiologia da Faculdade de Ciências Médicas de Miyazaki), propôs-se a testar o efeito do ponto básico D da YNSA sobre a força muscular de pacientes hemiplégicos.

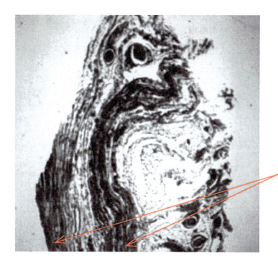

Connective tissue of the galea aponeurotica, with nerves and vessels (tecido conectivo da gálea aponeurótica, com vasos e nervos)

Figure 11.9 – *Histological cut through the vicinity of the Occipital YNSA-KIDNEY-POINT.* (Corte histológico feito nas proximidades do ponto occipital do Rim da YNSA.)

Assim, a força muscular de pacientes sadios e hemiplégicos foi medida antes, durante e depois da realização do tratamento pela YNSA. Em 7 dos 13 pacientes hemiplégicos submetidos à punção do ponto básico D, a força muscular durante o procedimento sofreu, em média, acréscimo de 0,26J. Isso equivale a um aumento na força muscular de 53,8%.

Nos pacientes sadios, em contraste, a força muscular decaiu em média 044J (ou 28,6%) (Fig. 11.10).

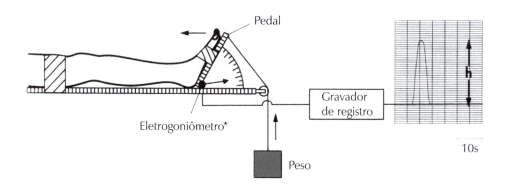

Figura 11.10

---

* **N. do T.:** Goniômetro é um instrumento ou aparelho destinado à medição de ângulos, h: altura.

Síntese de Estudo Envolvendo Ryodoraku

Melhora após o tratamento com YNSA também pôde ser comprovada segundo a técnica de Nakatani. Para tanto, foram feitos registros de todos os 12 meridianos de mãos e pés por meio de neurômetro. Em seguida, foi extraída uma média. Nesse caso (isto é, no caso da Figura a seguir), a média foi de 38+/-10 (linhas horizontais pretas) (Fig. 11.11).

O almejado é tentar conseguir uma medida-limite que esteja situada o mais próximo possível dessa média. Em seguida, foram realizadas duas medidas: uma no momento em que a agulha atingiu o ponto de acupuntura (a segunda, em verde);

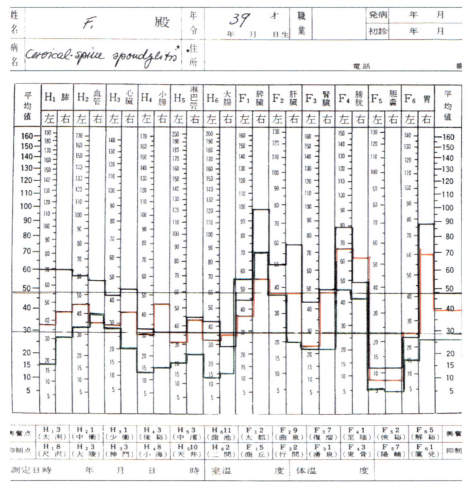

* **N. da R.:** Espondilite cervicoespinal.

Figura 11.11

outra no momento em que a agulha foi retirada (a terceira, em vermelho). Como se pode bem perceber, as medidas mostraram melhora do estado do paciente após o primeiro tratamento*.

Algumas Estatísticas do Dr. Yamamoto

Ao lado dos estudos descritos anteriormente, existem apenas poucos outros relacionados à YNSA. O sucesso da YNSA deve-se principalmente aos pacientes que, referindo melhora, estimularam sua documentação.

Alguns experimentos e estatísticas relacionados à YNSA e seus efeitos são expostos a seguir (Fig. 11.12).

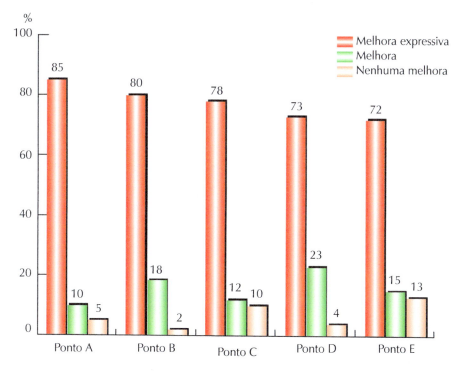

Figura 11.12 – Gráfico de colunas mostrando o sucesso obtido no tratamento de dores pela inserção de agulhas nos pontos básicos da YNSA. Tal sucesso pode ser melhorado pela puntura adicional de pontos Y após diagnóstico cervical.

---

* **N. do T.:** Ou seja, quando se colocou a agulha.

Síntese de Estudo sobre Microssistema da Nova Craniopuntura de Yamamoto em Cães e Somatotopia da Cauda

Dr. vet. N. Shimizu, Nashiku Shimizu ACACIA Animal Hospital, 210-2-101, Nakamachi Kodaira City, Tokyo, Japan, 1870042.

Em cães também tem sido descobertas somatotopias, as quais são utilizadas já há cinco anos na prática clínica no tratamento de distúrbios cerebrais, paralisias, claudicações, fraturas, problemas em articulações e coluna vertebral. O sistema da YNSA em cachorros é semelhante ao que se vê nas pessoas. Correspondências foram encontradas envolvendo pontos básicos, sensoriais, cerebrais e Y. Aparentemente, o

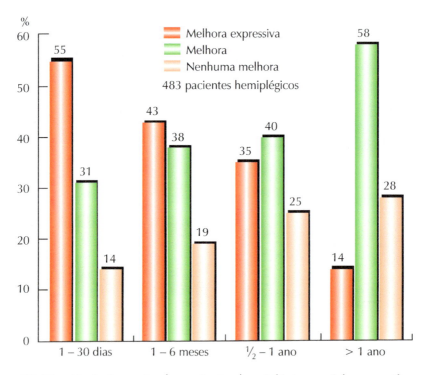

Figura 11.13 – No tratamento de pacientes hemiplégicos, pôde-se verificar que a associação de pontos Y e pontos cerebrais conseguiu aumentar nitidamente a margem de sucesso nos resultados obtidos. Por meio desse agulhamento complementar, pode-se dissolver a depressão no paciente, elevar sua sensação subjetiva de bem-estar e, com isso, aumentar sua força e confiança. O gráfico também demonstra que os resultados da Nova Craniopuntura de Yamamoto são tão ou mais proeminentes quanto mais precoce for a instituição da terapia com esses pontos, uma vez deflagrado o insulto isquêmico.

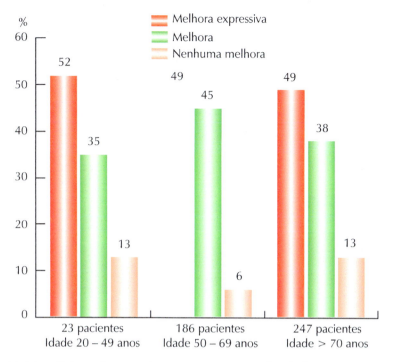

Figura 11.14 – O fato de o paciente ser jovem ou de idade mais avançada não é relevante. Motricidade e qualidade de vida podem ser sempre melhoradas.

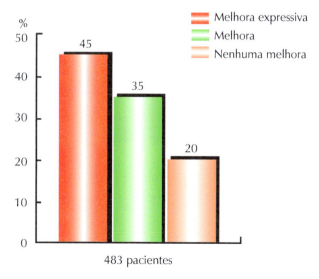

Figura 11.15 – Motricidade e dor: melhora somente com o uso de pontos C e D da Nova Craniopuntura de Yamamoto. Fonte: Dr. Yamamoto, retrospektive statistische Auswertung eigener Patienten im Krankenhaus Niduanan, 1990.

diagnóstico cervical também parece aplicável aos cães. Pontos nasais e orais, no entanto, ainda não foram comprovados.

Os pontos básicos encontram-se sobre a frente do cachorro; os pontos Y encontram-se à frente de suas orelhas. Ao contrário do que se vê em seres humanos, nos quais essa disposição é vertical; nos cães, ela se dá horizontalmente (Figs. 11.16 e 11.17).

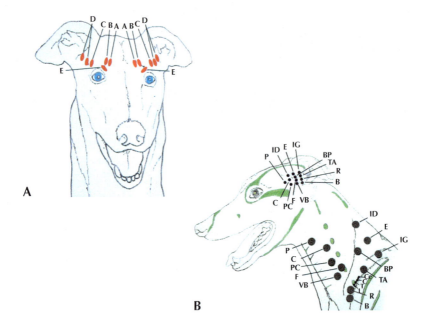

Figura 11.16 – (A) Pontos básicos – aspecto frontal (camada mais externa). (B) Pontos Y e áreas de diagnóstico cervical. B = Bexiga; BP = Baço-Pâncreas; C = Coração; C = Cervical*; Ce = Cérebro; E = Estômago; F = Fígado; ID = Intestino Delgado; IG = Intestino Grosso; L = Lombar; P = Pulmão; PC = Pericárdio; R = Rim; VB = Vesícula Biliar; T = Torácico; TA = Triplo Aquecedor.

---

* **N. da R.:** Pela própria disposição dos pontos, o leitor fará a distinção entre C = Coração e C = Cervical.

REFERÊNCIAS BIBLIOGRÁFICAS

1. Brandt, T et al.: Thrombolytic therapy of acute basilar artery occlusion, Stroke 27 (1996) 875881.
2. Diener; H. C., W. Hacke: Thrombolyse beim Schlaganfall, Internist 37 (1996) 613-618.
3. Einlzcinptl, K. M. et al.: Behandlung des akuten ischämischen Insultes. Deutsches Ärzteblatt 96 Heft 17 April 13 (1999) 868-874.
4. Erickson, R.: Acupuncture in Stroke Treatment, Acupuncture and Stroke Treatment, www.medicalacupuncture.org/acu info/articles/stroketreatinent.htmi.
5. Ernst, E., A. R. White: Acupuncture as an adjuvam therapy in stroke rehabilitation? Wien Med Wochenschr. 146 (21-22) (1996) 556-558.
6. Feely, R.: Yamamoto New Scalp Acupuncture. www.drfeely.com/ acupuncture/scalp_faq.htm.
7. Gang: Die erfolgreiche Punktkombination 72-79, ganzheitliche Medizin, Wühr 2001.
8. Grond, M. et al.: Das Kölner Modell zur Akutversorgung des Schlaganfalls. Deutsches Ärzteblatt 96 Heft 17 April 13 (1999) 863 E.
9. Grotte, L. B.: Stroke and acupuncture; www.drgrotte.com 2003.
10. Hegyi, G.: Experience with Yamamoto New Scalp Acupuncture in Rehabilitation in Hungary. Abstract of ICMART 1998 International Medical Acupuncture Congress.
11. Herold, G. et al.: Innere Medizin (1999) 646.
12. Heesch, D.: Mikropressur. Dt. Ztschr. f. Akup. 3 (2002) 197-202.
13. Hn, H. H., C. Chunget al.: A randomized controlled trial on the treatment for acute partial ischemic stroke with acupuncture. Neuroepidemiology 12 (2) (1993) 106-113.
14. Jacob, G.: Akupunctur for stroke, alternative and complementary medicine for stroke. 9 (2002) www.holistik-online.com.
15. Johannson, B. B., E. Haker et al.: Acupuncture and transcutaneous nerve stimulation in stroke rehabilitation: a randomized, controlled trial. Stroke Mar; 32 (3) (2001) 707-713.
16. Johannson et al.: Stroke: acupuncture improved outcome in severe hemiparesis. Neurology 43 (1993)2189-2192.
17. Kampik, G.: Propädeutik der Akupunktur, Hippokrates (1998) 276.
18. Magnusson, M., K. Johannson et al.: Sensory stimulation promotes normalization of postural control after stroke. Stroke 25 (6) (1994) 1176-1180.
19. Naesei; M. A., M. P. Alexander et al.: Real versus sham acupuncture in the treatment of paralysis in acute stroke patients: a CT scan lesion site study, 1 Neurol Rehabil 6 (4) (1992) 164-174.
20. Neiles, G., H. C. Diener: Prävention und Rehabilitation des Schlaganfalls im Alter, Internist 43; 8: 941-948.
21. Park, J., V. Hopwood et al.: Effectiveness of acupuncture for stroke: a systemic review. J Neurol. Jul; 248 (7) (2001) 558-563.
22. Pei, J., L. Sun et al.: The effect of electro-acupuncture on motor function recovery in patients with acute cerebral infaction: a randomly controlled trial. J Tradit Chin Med. Dec; 21 (4) (2001) 270-272.
23. Raftis, A.:Yamamoto new scalp-acupuncture (YNSA) Raftis Chin und Cheek-Akupunktur (RCCA), YNSA und RCCA-Systeme. www.ynsa.org.
24. Ryan, D.: Toward improving the reliability of clinical acupuncture trials: arguments against the validity of "sham acupuncture" as controls. Am J Acupunct. 27 (1-2) (1999) 105-109.
25. Schenkel, J., C. Weimar et al.: Systemic thrombolysis in German stroke units, The experience from the German Stroke data bank. J neurol, Abstract Vol. 25013 (2003) 320-324.
26. Schockert, E, G. Schumpe, C. Nicolay: Effizienz der Yamamoto Neue Schädelakupunktur bei Schmerzen am Bewegungsapparat - eine offene prospektive topometrisch kontroliierte Studie. Ztschr. f. Akup. 2 (2002) 93-100.
27. Schumpe: Bewegungsmessungen von Körperpunkten und ihr Aussagewert bzgl. der Körpergelenke. VSI Berichte 882 (1991) 569-581.

28. Schumpe: Die Aussagekraft von Ganganalysen am Becken. Zeitschrift für Orthopädie 3, 119 (1991) 306-314.
29. Schumpe, Morscher: Ganguntersuchungen und funktionelle Wirbelsäulenvermessungen mittels eives neu entwickelten Echtzeit-Ultraschalltopometers (EU ST in der Orthor ädie). Enke, (1979) 69.
30. Smith, L. A., O. A. Moore et al.: Assessing the evidence of effectiveness of acupuncture for stroke rehabilitation: stepped assessment of likelihood of bias, Bandolier Library. www.jr2.ox.ac.uk/bandolierBoth/alternat/Acstroke.html, 2003.
31. Streitberger, K., J. Kleinherz: Introducing a placebo needle into acupuncture research. Lancet 352 (1998)364-365.
32. Streitberger, K., J. Kleinherz, E. Martin: Eine neue Placebo-Methode für Akupunkturstudien. Dt. Ztschr. f. Akup. 2 (1999) 64-69.
33. Sze, E K., E. Wong et al.: Does acupuncture have additional value to standard poststroke motor rehabilitation? Stroke Jan, 33 (81) (2002) 186-194.
34. Sze, F K., E. Wong et al.: Does acupuncture improve motor recovery after stroke? A meta-analysis of randomized controlled trial. Stroke Nov; 33 (11) (2002) 2604-2619.
35. Wühr, E.: Chinesische Syndromtherapie. Ganzheitliche Medizin, Äusslerer Wind 75, 2002.
36. Yamamoto, E, H. Yamamoto: Yamamoto New Scalp Acupuncture. Springer Japan, 1998.
37. Yamamoto, E: Neue japanische Schädelakupunktur. Chun-Jo, Freiburg/Breisgau, 1985.
38. Yamamoto, T, E Schockert: Folgen von Schlaganfall und Schmerzen lindern. Naturarzt 8, 14f Access, 2000.
39. Yamamoto, E, E Schockert: Mit Schädelakupunktur Schmerzen erfolgreich behandeln. www. ynsa.net.
40. Zhang, L.: Post-Stroke Acupuncture. www.lixinacupuncture.com, 2003.
41. Zou, X., D. Wang: Comparative study cerebral infarction treated with acupuncture at 6 acupoints of yang meridian and calan. Chung Hsi i Chih Ho Tsa Chih, Chin J of Modern Developments in Traditional Medicine 10 (4) (1990) 199-202.

Bibliografia Recomendada

Beck, R.: Möglichkeiten und Grenzen der Akupunktur bei somatoformen Erkrankungen. Akupunktur-Theorie und Praxis, No. 1 / 1990, 18. Jahrg. S. 11-17.

Bischko, J.: Einführung in die Akupunktur, Bd. I - III, Haug, Heidelberg, 1988 .

Bischko, J.: Sonderformen der Akupunktur. Haug, Heidelberg, 1981.

Capra, E : Das neue Denken. Scherz, München, 1988.

Capra, E : Wendezeit. Knaur Tb, München 1988.

Dracynski, G.: Die Belastung der vegetativen Grundformation durch Herde. Erfahrungsheilkunde 1977, No. 8.

Eberhard, U.: Kampo-Traditionelle chinesische Medizin in Japan. Erfahrungsheilkunde, 1985, No. 2, S. 92-103.

Eberhard, U.: Japanische Bauchdeckendiagnostik als Bereicherung der Akupunktur. Akupunktur-Theorie und Praxis, No. 3/1987, 15. Jahrg. S. 137-141.

Essentials of Chinese Acupuncture: Academy of Traditional Chinese Medicine, Beijing, 1980.

Fahrnow, I.-M.: Das obere Kreuz - Psychosomatik der HWS und des Nacken-SchulterBereichs, Akupunktur - Theorie und Praxis, 4/1990, 18. Jahrg., S. 263-270.

Fujita, R.: Meridians phenomenon. Idono Nihon 1970.

Ganßauge, R.: persönliche Mitteilung.

Gleditsch, J.M.: Mundakupunktur. Biologisch-Medizinische Verlagsges., Schorndorf 1979.

Gleditsch, J.M.: Reflexzonen und Somatotopien. Biologisch-Medizinische Verlagsges., Schorndorf 1983.

Heine, H.: Funktionelle Morphologie der Akupunkturpunkte. Akupunktur-Theorie und Praxis, No. 1/1988, 16. Jahrg. S. 4-11.

Heine, H.: Akupunkturtheorie-Perforation der oberflächlichen Körperfascie durch kutane Gefäß-Nervenbündel. therapeutikon 4, April 1988 S. 233-244.

Heine, H.: Akupunktur-Morphologische und histophysiologische Grundlagen. Gazette Médicale 17/1989 S. 1659-1665.

Heine, H.: Funktionelle Morphologie der Akupunkturpunkte des Du Mai- und Ren MaiMeridians. Deutsche Zeitschrift f. Akupunktur, No. 5, Okt. 1990, 33. Jahrgang S. 94-98.

Herget, H. E : Neuro- und Phytotherapie schmerzhafter funktioneller Erkrankungen. Band 14. Aufl. (1985), Band 11 2. Aufl. (1986), Pascoe Gießen.

Hyodo, M.: Ryodoraku Treatment, Japan Ryodoraku Autonomic Nerve System Society 1-4, Nakatsu-Hondori, Oyodoku, Osaka, 531, Japan 1975.

Hyodo, M.: Modern Scientific Acupuncture as Practiced in Japan. Japanese Journal of Ryodoraku Autonomic Nervous System, Vo. 30, No. 10, October 1985 S. 1-20.

Ichioka, M.: Neurophysiology of electroacupuncture analgesia in rats. Univ of Tokyo Press, Tokyo, 1982 S. 1-73.

Ishikawa, T.: Internal organs reflex on the Human Body. Igakushoin 1962.

Ishiko, N., Yamamoto, T., Murayama, N., Hanamori, T.: Electroacupuncture: current strength-duration relationship for inhibition of hypesthesia in man. Neurosci. Lett., 8, 1978 S. 273-276.

Ishiko, N.: The effect of scalp acupuncture on patients in motor disorders, 40th Annual Ryodoraku Congress International Congress and Herbal Medicine. Abstr. 18, 1988.

Kam pik, G.: Propädeutik der Akupunktur. Hippokrates₉ Stuttgart 1988 Kinoshita. H., Shirota, E : Oriental medicine. Gakuken, Tokyo 1985 Kitzinger, E.: Der Akupunktur-Punkt. Maudrich, Wien 1989.

Kleber, J.: Der Einfluß der Akupunktur auf das Immunsystem. Eine Zusammenfassung wichtiger Forschungsergebnisse aus Taiwan. Akupunktur-Theorie und Praxis, No. 4/1987, 15. Jahrg. S. 209-213.

Klingberg, E : Die funktionelle Heterogenität der retikulären Formation des Hirnstammes und ihre Rolle bei Funktionseinstellungen. Deutsche Zeitschrift f. Akupunktur, No. 5, Okt. 1990, 33. Jahrgang S. 102-107.

König, G., Wancura, I.: Einführung in die chinesische Ohrakupunktur. Haug, Heidelberg, 1981.

König, G., Wancura, I.: Praxis und Theorie der Neuen Chinesischen Akupunktur, Bd. I und II, Maudrich, Wien, 1989.

König, G., Wancura, I.: Praxis und Theorie der Neuen Chinesischen Ohrakupunktur. Maudrich, Wien, 1987.

Kudo, N.: Method of Meridians stimulation. Nihon no Ido. 1962.

Lang, W : Akupunktur und Nervensystem. Haug, Heidelberg 1957.

Marie, W : Das Charisma der chinesischen Medizin. Akupunktur – Theorie und Praxis, 1/91, S.2-9.

Marie, W.: Treatment with Yamamoto New Scalp Acupuncture. The Japanese Journal of Ryodoraku Medicine, Vol. 35, No. 2, Feb. 1990 S. 33-39.

Maruyama, A.: Study of Acupuncture and Classic Method. Sogensha 1976.

Matsumoto, K., Birch, S.: Hara Diagnosis: Reflections on the Sea. Paradigm Publications, Brookline, Massachusetts, 1988.

Mudra, J., Endres, U., Manthey, J.: Thermovision von Effekten nach Behandlung durch Neuraltherapie und Akupunktur, ThermoMed 6 (1990) 121-126.

Nagahama, Y., Maruyama, A.: Study about Meridians, Kyorin pub. 1950.

Nakatani, Y., Yamashita, K.: Ryodoraku Akupunktur. Chun-jo, Freiburg 1985.

Nissel, H., Schiner, E.: Akupunktur - Eine Regulationstherapie. Facultas, Wien 1990.

Nordenström, B.E.W.: Akupunktur und geschlossene biologische Stromkreise. Akupunktur-Theorie und Praxis, No. 2 / 1989, 17. Jahrgang, S. 90-97.

Oda, H., Sato, T.: Akupunkur - Naturwissenschaftliche Grundlagen Theorie und Praxis. Chun-Jo, Freiburg 1989.

Ohashi, W: Shiatsu – Die japanische Fingerdrucktherapie. Bauer, Freiburg 1977.

Otsuka, K.: Fukushin Ko (Die Denkweise der Bauchdiagnostik). Nihon toyo igaku zasshi, 1960, Vol. 11, No. 1-3.

Otsuka, Y : Chinese Traditional Medicine in Japan. In: Charles Leslie, Asian Medical Systems. University of California Press, 1976, S. 322-339.

Otsuka, Y: Toyo igaku nyumon (Einführung in die fernöstliche Medizin). Nihonhyo-ronsha, Tokyo 1983 (japanisch).

Pietschmann, H.: Das Ende des naturwissenschaftlichen Zeitalters. Zsolnay, Wien, Hamburg 1980.

Pischinger, A.: Das System der Grundregulation. Haug, Heidelberg 1975.

Pommeranz, B., Stux, G.: Scientific Bases of Acupuncture. Springer, Berlin, Heidelberg 1989.

Popa, S.V: Yamamoto's New Scalp Acupuncture Treatment for Handicapped Children. The Japanese Journal of Ryodoraku Medicine, Vol. 35, No. 2, Feb. 1990 S. 40-47.

Porkert, M.: Die chinesische Medizin, Econ, Düsseldorf 1982.

Pothmann, R.: Nebenwirkungen und Grenzen der Akupunktur. Akupunktur-Theorie und Praxis, No. 4/1989, 17. Jahrg. S. 232-236.

Pothmann, R.: Akupunktur-Repetitorium. Hippokrates, Stuttgart 1990.

Rauber, Kopsch. Hrsg. von Leonhardt, H.: Anatomie des Menschen. Bd. III Nervensystem, Sinnesorgane, Thieme, Stuttgart 1987.

Richter, K., Becke, H.: Akupunktur Tradition-Theorie-Praxis. Fischer, Stuttgart 1989.

Rost, A.: Regulationsthermographie – Leitfaden und Atlas für die tägliche Praxis. Hippokrates, Stuttgart 1987.

Schimmel, K.Ch.: Lehrbuch der Naturheilverfahren. Bd.1(1986), Bd.11(1987), Hippokrates, Stuttgart.

Schmidt, H.: Akupunkturtherapie nach der chinesischen Typenlehre. Hippokrates, Stuttgart 1980.

Schmidt, H.: Konstitutionelle Akupunktur, 3. Aufl., Hippokrates, Stuttgart 1988.

Schnorrenberger, C. C.: Lehrbuch der chinesischen Medizin für westliche Ärzte. 2. überarbeitete Aufl., Hippokrates, Stuttgart 1983.

Schockert, T., Boroojerdi, B., Yamamoto, T., Schumpe, G.: Erfolgreiche Behandlung von Schlaganfällen durch Yamamoto Neue Schädelakupunktur (YNSA). AKU & TCM 2003; 3; 172-180.

Schockert, T.: Neue Kernspinforschungs-Akupunkturnadel nach Schockert, Anmeldung des Gebrauchsmusterschutzes vom 19.06.2004.

Schockert, T., Schumpe, G., Nicolay, C.: Effizienz der Yamamoto Neuen Schädelakupunktur (YNSA) bei Schmerzen am Bewegungsapparat – eine offene, prospektive, topometrisch kontrollierte Studie, DZA 2/2002 S. 93-100.

Serizawa, K.: Tsubo, vital points for Oriental Therapie, Japan pub. Inc 1975.

Shichijo, A.: Acupuncture Treatment according electrostimulation. Idononihon 1958 Shirota, E : Basic of Acupuncture Treatment. Sunyodo, Tokyo 1938.

Stör, W., Elies, M.: Therapiehindernisse in der Akupunktur. Akupunktur-Theorie und Praxis, No. 3/1989, 17. Jahrg. S. 152-161.

Stux, G., Stiller, N., Pothmann, R., Jayasuriya, A.: Lehrbuch der klinischen Akupunktur. Springer, Berlin, Heidelberg 1981.

Thurneysen, A.: Schädelosteopathie und Akupunktur. Akupunktur-Theorie und Praxis, No. 3/1988, 16. Jahrg. S. 158-164.

Umlauf, R.: Unsere Erfahrungen mit neuer Schädelakupunktur nach Yamamoto. Deutsche Zeitschrift für Akupunktur, No. 2 / 1990 33. Jahrgang S. 40-46.

Unschuld, PU.: Medizin in China. C.H. Beck, München 1980.

Van Nghi, N.: Pathogenese und Pathologie der Energetik in der chinesischen Medizin. ML-Verlag, Uelzen 1977.

Van Nghi, N.: Hoang Ti Nei King, So Quenn. ML-Verlag, Uelzen 1977.

Vogelsberger, W.: Segment- und Reflexzonentherapie. in: Lehrbuch der Naturheilverfahren, Bd. II, Hippokrates, Stuttgart 1987.

Vogl, R.: Akupunktur und bioenergetische Analyse, Profil, München 1986 Wilhelm, R.: Hrsg.: 1 Ging, Das Buch der Wandlungen. Diederichs, Düsseldorf 1981.

Wühr, E.: Chinesische Akupunktur und Moxibustion, Verlag für Ganzheitliche Medizin Dr. Erich Wühr GmbH, Kötzting 1988.

Xiangtong, Zh.: Research on Acupuncture, Moxibustion, and Acupuncture Anesthesia. Science Press, Beijing, Springer, Berlin 1986.

Xinnong, Ch.: Chinese Acupuncture and Moxibustion. Foreign Languages Press, Beijing 1987.

Yamamoto, Toshikatsu: New Scalp Acupuncture, Japan, 1974.

Yamamoto, Toshikatsu: About New Scalp Acupunture. Japan. Journal of Ryodoraku Autonomic Nervous System, Nr. 5, Vol. 20, 1975.

Yamamoto, Toshikatsu: Medical accident and Acupunture. Japan. Journal of Ryodoraku Autonomic Nervous Syst., Nr. 10, Vol 21, 1976.

Yamamoto, Toshikatsu: New Scalp Acupuncture and Ryodoraku Measurement. Japan. Journal of Ryodoraku Autonomic Nervous Syst., Nr. 7, Vol. 22, 1977.

Yamamoto, T., Ishiko N., Murayama, N., Hanamori, T.: Electro Acupuncture: Current strength-duration relationship for initiation of Hypesthesia in man. Neuroscience letters, North Holland Scientific Publishers Ltd., 273-276, 1978.

Yamamoto, Toshikatsu: Gleicher Titel. Japan. Journal of Ryodoraku Autonomic Nervous Syst., Nr. 12, Vol. 23, 1978.

Yamamoto, Toshikatsu: New Scalp Acupuncture (second report), Japan. Journal of Ryodoraku Autonomic Nervous Syst., Nr. 4, Vol. 25, 1980.

Yamamoto, T., Ishiko, N.: Relationship between electro acupuncture and decreasing skin sensibility. Oriental Medicine and Pain Clinic, Nr. 4, Vol. 10, 1980.

Yamamoto, Toshikatsu: New Scalp Acupuncture. Oriental Medicine and Pain Clinic, Nr. 3, Vol. 10, 1980.

Yamamoto, Toshikatsu: New Scalp Acupuncture. The journal of Miyazaki Medical Ass., Nr. 2, Vol. 4, 1981.

Yamamoto, Toshikatsu: New Scalp Acupuncture. Japan/China Exchange Nankin Med. School, Japan, journal of Ryodoraku Autonomic Nervous System, Nr. 10, Vol. 26, 1981.

Yamamoto, Toshikatsu: New Scalp Acupuncture. Japan/China Exchange Shanghai Med. School, Japan. Journal of Ryodoraku Autonomic Nervous System, Nr. 11, Vol. 26, 1981.

Yamamoto, Toshikatsu: Acupuncture Analgesia. Japan. Journal of Ryodoraku Autonomic Nervous System, Nr. 4/5, Vol. 26, 1982.

Yamamoto, Toshikatsu: New Scalp Acupuncture (English), 1982.

Yamamoto, Toshikatsu: Lazer Treatment, Japan. journal of Ryodoraku Autonomic Nervous Syst., Nr. 5, Vol 29, 1984.

Yamamoto, Toshikatsu: East European Acupuncture. Japan. Journal of Ryodoraku Autonomic Nervous Syst., Nr. 2, Vol. 30, 1985.

Yamamoto, Toshikatsu: Neue japanische Schädelakupunktur, Chun-Jo, Freiburg, 1985.

Yamamoto, Toshikatsu: Lazer Treatment, The journal of Miyazaki Internal Med. Society, Nr. 27, 1985.

Yamamoto, Toshikatsu: Neue Schädelakupunktur. Der Akupunkturarzt Aurikulotherapeut, Dez. 1985.

Yamamoto, Toshikatsu: New Scalp Acupuncture (third report), Japan. Journal of Ryodoraku Autonomic Nervous Syst., Nr. 10, Vol 31, 1986.

Yamamoto, Toshikatsu: About Ryodoraku. Japan. Journal of Autonomic Nervous Syst., Nr. 2, Vol. 32, 1987.

Yamamoto, Toshikatsu: Magnetic Renascence Imaging Diagnosis and Ryodoraku. Japan. Journal of Ryodoraku autonomic Nervous System, Nr. 8, Vol. 32.

Yamamoto, Toshikatsu: Report of 40th annual Ryodoraku and international Acupuncture Congress. Miyazaki, Journ. of Nichinan Med. Association, Nr. 14, 1988.

Yamamoto, Toshikatsu: Report of 40th annual Ryodoraku and international Acupuncture Congress. Japan. Journal of Ryodoraku Autonomic Nervous System, Nr. 1, Vol 34, 1988.

Yamamoto, Toshikatsu: About Acupuncture and possible uses in Gynecology and Obstetrics. The free Woman, Parthenon, Holland 1989.

Yamamoto, Toshikatsu: New Scalp Acupuncture YNSA. Journal of British Medical Acupuncture Society, 1989.

Yamamoto, Toshikatsu: Modern Chinese-Japanese Acupunture. Choshun Medical School, Kitsurin-Sho, China.

Yamamoto, T., Ishiko, N.: The dermatomal distribution of analgesia induced by transcutaneous electrical stimulation (TENS) of afferent Nerve Fibers in the human finger. Neuroscience Research, Japan, Dez. 1989.

Yamamoto, T., und Yamamoto, H.: Yamamoto New Scalp Acupuncture. Tokyo, Axel Springer Japan Publishing Inc., 1998.

Yamamoto, T., Schockert, T.: Folgen von Schlaganfall und Schmerzen lindern, Naturarzt 8, 14 f, Access 2000.

Yamamoto, T., Schockert, T.: Mit Schädelakupunktur Schmerzen erfolgreich behandeln, www.ynsa.net.

Zeitler, J.: Einführung in die Schädelakupunktur. Haug, Heidelberg 1989.

Índice Remissivo

A

Acidente vascular cerebral, 183
  escala de avaliação do National
    Institute of Health, 189
  hemorrágico, 53*f*
  isquêmico, 53*f*, 187*f*
Acometimento facial, 148*f*
Acuidade visual, diminuição, 43
Acupuntura, 70, 76, 146*f*, 194
  agulhamento, 7, 20*f*, 44, 45, 60, 76,
    80, 101, 118, 126, 128, 134*f*,
    183, 186, 190, 202*f*
  bucal segundo Gleditsch, 3
  craniana, 180
  falsa, 191
  placebo, 191
  somatotópica, 2, 3, 197
Afasia, 68
Agulhamento, 7, 20*f*, 44, 45, 60, 76,
    80, 101, 118, 126, 128, 134*f*,
    186, 202*f*
Agulhas, 72
  de acupuntura-placebo, 191
  permanentes, 76
  posicionamento, 133*f*
Alergias, 43
Analgesia, 27
Angina pectoris, 24
Arritmias, 67
Artéria cerebral,
  anterior, 54*f*
  média, 54*f*
Articulação do ombro, 10

Artrites, 27
Asma, 27
Auriculopuntura segundo Nogier, 76

B

Baço-Pâncreas, nervo vestibulococlear,
  118
Bexiga, nervo óptico, 118, 119*f*
Boca, ponto, indicações, 43
Bronquite, 27
Bursites, 27

C

Cálculos renais, 67
Cefaleias, 67
  tensionais, 15
Cerebelo, ponto, 46
Cérebro, ponto, 46
Circulação, distúrbio, 30, 150*f*
Colecistite, 67
Colelitíase, 67
Coluna lombar, 10
Conjuntivite, 43
Contratura, 161*f*
Coração, nervo troclear, 118, 119*f*
Craniopuntura, 182
  chinesa, 2
  e nova craniopuntura de
    Yamamoto, comparação, 1

D

Degeneração macular, 43
Demência e Alzheimer, 52

A letra *f* que se segue aos números de páginas significa figura.

Depressão, 46, 52, 54, 202*f*
Diabetes, 67
Diagnóstico
  abdominal, 81*f*-84, 86-88, 90-99, 100, 139
  cervical, 102*f*, 104*f*-114, 139
  da nova craniopuntura de Yamamoto, 101
Diarreia, 67
Disfunções
  endócrinas, 46
  renais, 67
Dispneia, 27
Distensões musculares, 22
Distúrbios
  auditivos, 43
  circulatórios, 124
  sono, 52
Doença de Parkinson, 46
Dores, 22, 24
  à palpação, 71, 132*f*
  após extração dentária, 43
  de garganta, 43
  localizadas, 30
  nas costas, 178*f*
  no aparelho locomotor, 124
  no ombro direito, 176*f*
  no peito, 67
  pós-
    fraturas e contusões, 22
    operatórias, 19, 22, 24

E

Eletroestimulação nervosa transcutânea, 75
Epicondilites, 22
Epífora, 42
Epilepsia, 52
Esclerose múltipla, 46
Estômago, nervo trigêmeo, 118
Estomatite, 43
Estrabismo, 43
Extremidades superiores, 10

F

Foto ou laserterapia, 74
Fratura, 175*f*
  na coluna cervical, 177*f*
  ósseas, 24

G

Glaucoma, 43

H

Hemiplegia, 19, 169*f*
  direita, 172*f*
  esquerda, 165*f*
Hepatite, 67
Hérnias de disco, 24
Herpes, 24
  facial, 147*f*
  simples, 43
Hipertrofia da próstata, 67
Hiperventilação, 27

I

Infarto cerebral, 173*f*
Injeções, 75
Inserção da agulha, 134*f*
Insulto apoplético, 189
Intestino
  delgado,
  grosso, 118, 143*f*
Isqualgia, 24, 27

J

Joelho, ponto, 10

L

Lesões desportivas, 24
Lumbago, isqualgia, 24, 157*f*-160, 162, 164
Luxações, 22, 24

M

Massagem, 75
Medicina tradicional chinesa, 186
Método acupunterápico, 190
Motricidade, 167*f*, 188*f*, 203*f*

N

Nervos, 119*f*
  cranianos, 55*f*, 118, 138
Neuralgia intercostal, 24
Nova craniopuntura de Yamamoto, 3, 5, 6, 15,
  70, 79, 80, 117, 179, 180, 183, 185, 186,
  201, 202*f*

O

Obstipação, 19
Ombralgias pós-traumáticas, 19, 22
Ombro congelado, 156*f*
Osteoporose, 67
Otite, 43

P

Pacientes hemiplégicos, 202*f*
Palpitações, 24
Pancreatites, 67
Paralisias, 24
Paresias, tratamento, 124
Parestesias, 22, 24, 30, 151*f*
Pontos, 10, 23*f*, 43, 46, 68, 118, 142-144, 146*f*
  acessório, 10
  masterkey, agulhamento, 135
  nova craniopuntura de Yamamoto, 6, 9, 16*f*,
    18, 30-33, 46, 138
    básicos, 10, 17*f*-22, 25-27, 71, 73*f*, 204*f*
    cerebelo e gânglios basais, 6
    cerebrais, 47*f*-51, 128
    indicações, 15, 18, 19, 22, 24, 27-29*f*
    lombossacros, 132
    nervos cranianos,11*f*, 12*f*, 35*f*, 57, 120,
     121, 138
    sensoriais, 6, 9, 34*f*, 37*f*-42, 57, 71, 154*f*, 155
    Y, 6, 59, 61*f*, 63*f*, 64, 67, 71, 80, 116*f*, 204*f*
    Yang, 36
Punctum maximum, 133*f*

R

Regiões diagnósticas, 101

Ressonância magnética nuclear funcional, 194
Reumatismo, 27
Rinite, 43
Rouquidão, 135*f*
Ryodoraku, 200

S

Shiatsu, 75
Shumoshin, 56*f*
Síndrome
  de ombro, braço e mão, 19
  de Raynaud, 22
  do túnel do carpo, 22
Somatotopia, 15, 123, 126*f*, 128, 134, 186, 202
  Yin, 7
Sono, distúrbios, 52
Super *lizer*, 74

T

Terapia magnética, 76
Tinido, 155
  ponto *masterkey*, 135*f*
  tratamento, 44, 45*f*
Topometria, 180, 181*f*
  por ultrassom em tempo real, 182, 187
Torções, 24

V

Very point, 132*f*

Z

Zonas diagnósticas, 101

Notas